ースが就活!?

和版

勝ち組ナースのハッピーライフ

柳川圭子
Keiko Yanagawa

イマジカインフォス

ナースが就活!?
これが令和版
勝ち組ナースのハッピーライフ

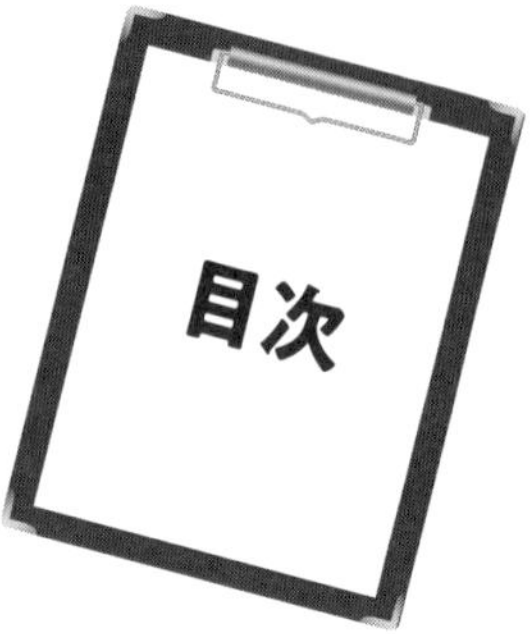

看護師“きほんの”き

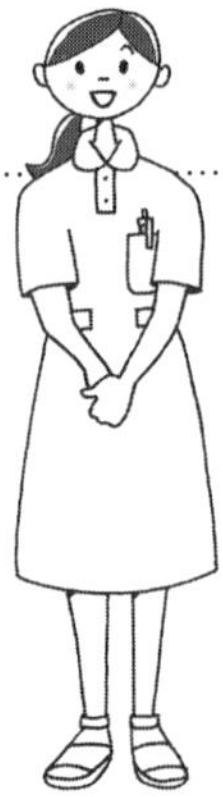

「白衣の天使」とも呼ばれる憧れの職業
結婚したい職業No.1
なりたい職業No.1
「優しそう」「気が利く」「看護・介護で頼りになりそう」「共働きをして尽くしてくれそう」というイメージがあり、モテる職業のひとつ。
専門職で引く手あまた！「将来就きたい職業ランキング」で毎年上位に選ばれる人気の仕事である。

■データ図解

就業者数
173.4万人

平均年齢
女性 **41.1歳**
男性 **37.9歳**

勤務先
69%が病院に勤務

男女比

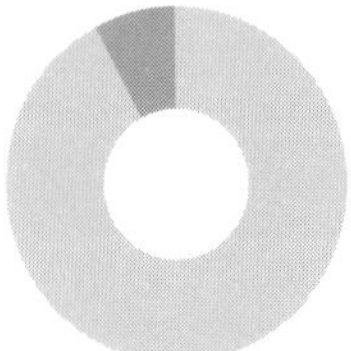

女性 92.4%
男性 7.6%

平均年収
女性 **506万円**
男性 **523万円**

国家試験合格率
90.8%

〈参考〉厚生労働省 看護師等（看護職員）の確保を巡る状況
https://www.mhlw.go.jp/content/11601000/001140978.pdf

〈参考〉厚生労働省 令和4年賃金構造基本統計調査
https://www.e-stat.go.jp/stat-search/files?page=1&layout=datalist&toukei=00450091&tstat=000001011429&cycle=0&tclass1=000001202310&tclass2=000001202312&tclass3=000001202329&stat_infid=000040029185&tclass4val=0

〈参考〉厚生労働省 令和2年衛生行政報告例（就業医療関係者）の概況
hhttps://www.mhlw.go.jp/toukei/saikin/hw/eisei/20/dl/gaikyo.pdf

〈参考〉厚生労働省 第109回保健師国家試験、第106回助産師国家試験及び第112回看護師国家試験の合格発表
https://www.mhlw.go.jp/general/sikaku/successlist/2023/siken03_04_05/about.html

看護師ってどんな仕事？

・外来介助、手術介助
・点滴、注射、採血、薬剤ケア
・血圧、体温、脈拍などの測定（バイタルサインチェック）
・食事、排泄、入浴、体位変換など、身の回りのケア
・看護計画策定、カルテ記載
・看護師間・他職種とのカンファレンス
・患者さんの移送、巡回（ラウンド）

※施設形態や雇用形態などによっても異なる。業務を大きく分けると「医療的サポート」と「患者さんの看護ケア」の3つに分類される。また、患者さんやそのご家族とのコミュニケーションも重要な仕事である。

■病院看護師のスケジュール例

8:00	出勤
8:30	夜勤看護師から申し送り
9:00	点滴・検査の準備
10:00	退院準備・巡回（ラウンド）・バイタルサインチェック・点滴交換・体位変換
11:30	手術・検査の送り出し
12:00	配膳・食事介助
12:30	与薬・口腔ケア
13:00	入浴介助・排泄介助
14:00	バイタルサインチェック・カルテの作成
16:00	体位変換・手術のお迎え
17:00	夜勤看護師への引き継ぎ
17:30	退勤

看護師になるには?

	准看護師	看護師
免許・資格	都道府県が実施する試験に合格し、都道府県知事が発行する免許を取得	国家試験に合格し、厚生労働大臣が発行する免許を取得
受験資格を得るための学修過程	①中卒資格を取得 ②2~3年課程で1,890時間以上を履修	①高卒資格を取得 ②3~4年課程で3,000時間以上を履修
仕事の権限	医師や看護師の指示のもとでのみ看護ケアや医療行為ができる	自己判断で看護ケアや診療の補助、療養上の世話ができる
給与	看護師と比較して低い	准看護師と比較して高い

■看護職の資格取得までのコース

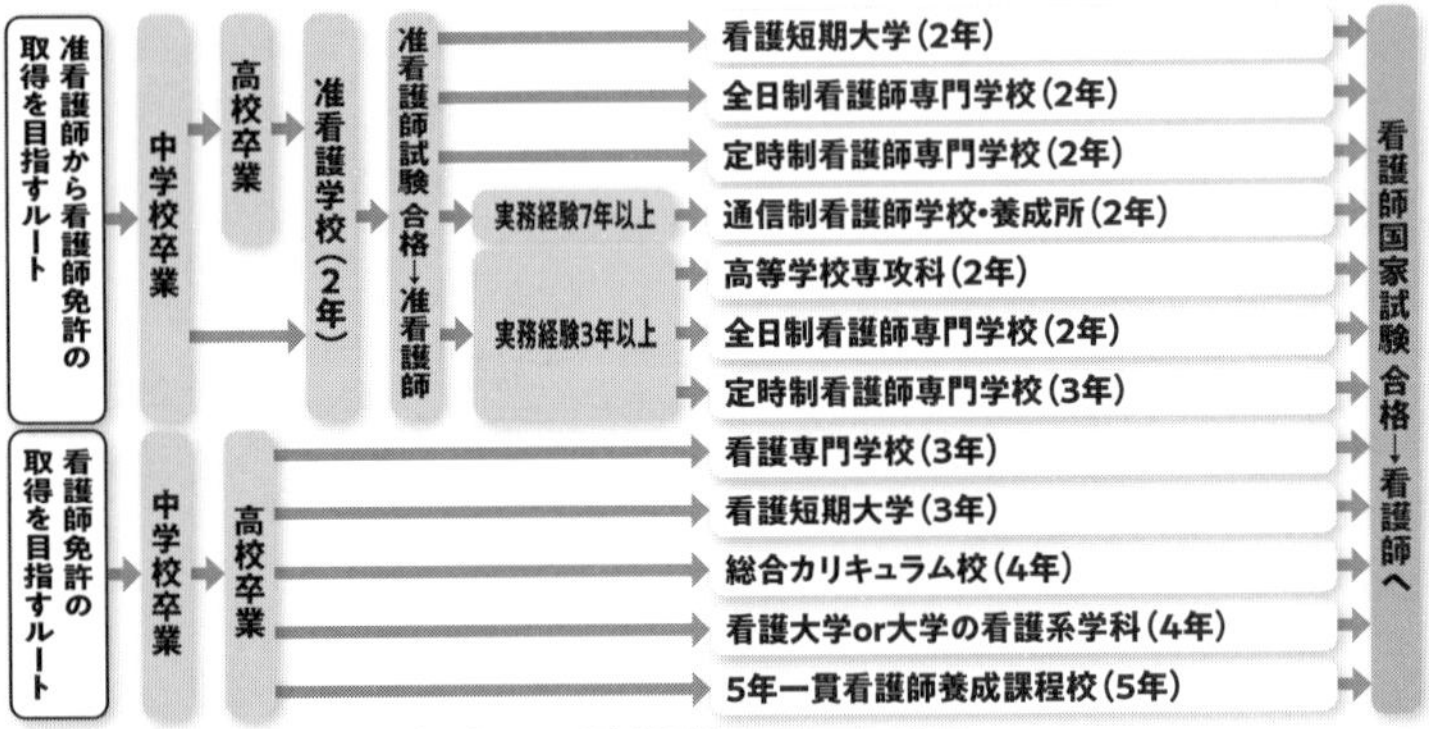

※看護大学or大学の看護系学科（4年）または看護専門学校（3年）の2つが主流

■保健師・助産師の資格取得までのコース

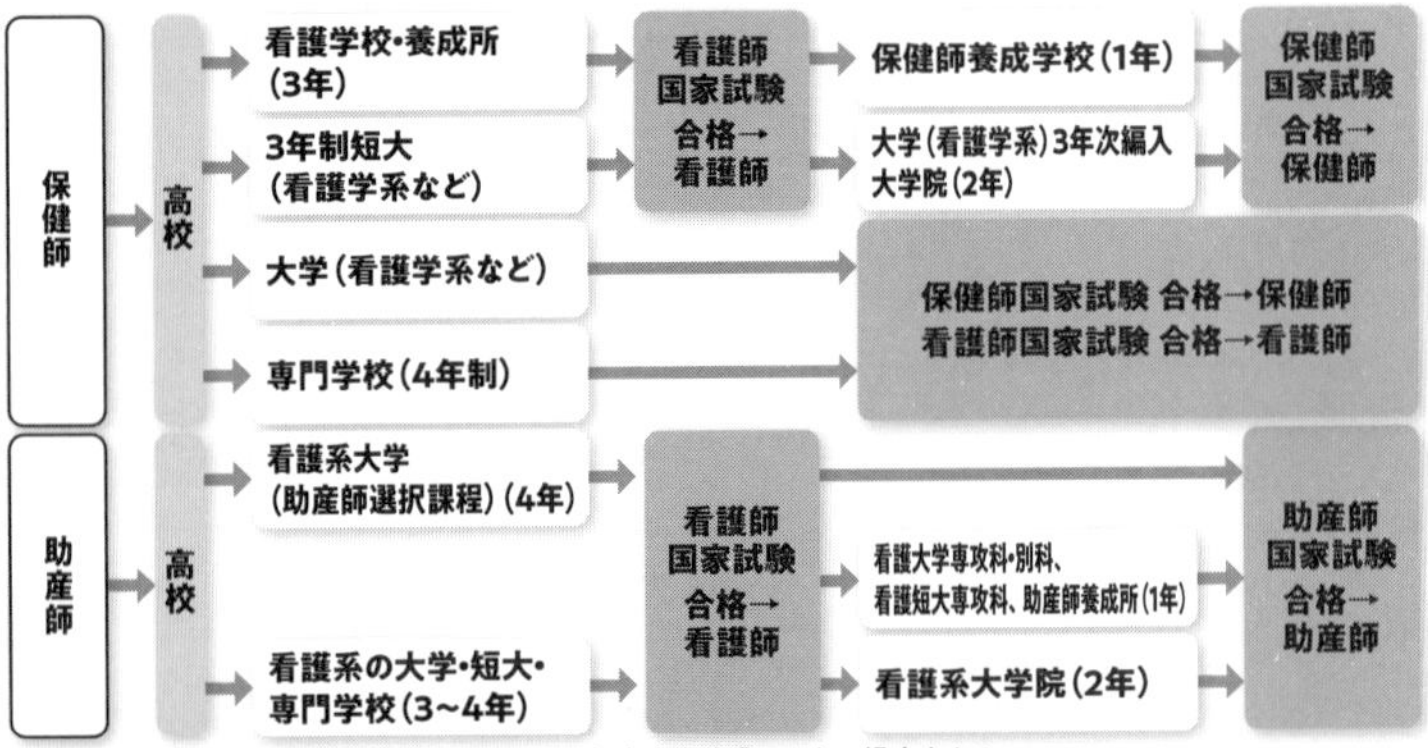

※保健師・助産師資格はカリキュラムがあれば4年生大学卒業でとれる場合もある。

看護師のキャリアアップ

医療の高度化、専門分野化が進み、看護師にも上位資格が次々と生まれている。

専門看護師

認定看護師

特定分野において、専門性の高い看護を提供できる看護師を育成し認定する制度。どちらも、看護師として5年以上働き、そのうち3年以上は特定の専門分野で働く必要がある。

■専門看護師・認定看護師の分野

（専門看護師）14分野

・がん看護	・精神看護	・地域看護	・老人看護	・小児看護
・母性看護	・慢性疾患看護	・家族支援	・感染症看護	・在宅看護
・遺伝看護	・災害看護	・放射線看護	・急性・重症看護	

（認定看護師）19分野

・緩和ケア	・在宅ケア	・生殖看護	・腎不全看護
・がん薬物療法看護	・脳卒中看護	・心不全看護	・感染管理
・糖尿病看護	・がん放射線療法看護	・手術看護	・乳がん看護
・認知症看護	・摂食嚥下障害看護	・クリティカルケア	
・皮膚・排泄ケア	・呼吸器疾患看護	・新生児集中ケア	
・小児プライマリケア			

認定看護管理者

認定看護師の育成に寄与すべき、看護現場における管理職・マネジメントのスペシャリスト。

助産師

思春期の性の相談、不妊治療、妊産婦の相談、出産の介助、育児指導など、産婦人科周りを専門分野とする。

保健師

産業保健師は公衆衛生について学んでおり、自治体や企業・学校などで、予防医療も含めた健康管理に関わる役割を担っている。

まえがき

本著を手に取ってくださり、ありがとうございます。

著者で株式会社『医師のとも』と結婚相談所『ナースのとも良縁』の代表を務めております柳川圭子と申します。

弊社は「医療従事者の夢を叶える」をモットーとしており、本作の舞台となった『ナースのとも』は、その中でもナースを幸せにすることを目標としています。

前作も今作も、こちらの『ナースのとも』での出来事がベースとなっており、前作『ナースが婚活!?』がドラマ化、コミカライズされたことは私にとっても本当に嬉しく名誉なことでした。また、このように続編を書かせていただく機会に恵まれ、心から感謝しております。


2つの出版を通して改めて感じることは、「ナースという職業は、誰しもがお世話になる可能性がある身近な存在であるにもかかわらず、当事者以外には理解されづらい部分も多くある」ということです。本作では、ナースの職業の幅広さや可能性についても感じていただけることと思います。

私自身や家族が入院した際、本当にナースの方々には心の支えになっていただきました。物理的なケアも精神的なケアも両方可能なナースという職業は、ＡＩがどんなに進んでもなくなることはないであろうと思います。本当に大変で価値のある「ナース」という職業。その限りない魅力と献身・自負が伝われば幸いです。

さて、今回も多くのナースが幸せになるために横山陽子が奮戦するハートフルな物語となっております。テーマが「就職」ということもあり、医療従事者の方には「そうそう」と共感していただけるのではないでしょうか。また、医療従事者でない方にも「ナースってこんな仕事をしているんだ」「就職するまでにこんな道のりがあるんだ！」と驚き、新たな一面を発見していただけることと思います。

なにより本書を手に取って読んでくださるみなさまに「ナース」という職業を身近に、興味を持っていただける一助になれば幸いです。

プロローグ

結婚相談所『ナースのとも（旧ナースフレンズ）』を立ち上げてから、早8年。婚活で成婚退会する方が続出し、ナースの間ではちょっと知られた結婚相談所になりました。最初はすべて私がよろづ相談を受けていましたが、成婚退会が増えるにつれ、さまざまな悩みが寄せられるようになりました。

その中でも多いのが仕事探しの相談です。結婚を機にライフスタイルや住むエリアが変わったり、出産を機に働き方を変えざるをえなかったりと、年齢を重ねていくと予期せぬ変化が待ち受けています。

中でも看護師さんは、活躍の場が広く選択肢も多いだけに「どんな仕事を選ぼうか」「どこで働こうか」という悩みも深いもの。こうした転職相談を最初のうちはすべて個別対応していましたが、キャパを超えてしまいました。そこで新たに転職担当のコンサルタントに参画してもらい転職事業部『ナースのとも』の運営を始めたのです。

改めて、前の本を読んでくださったみなさん、はじめましてのみなさん、こんにちは！

婚活コンサルタントで、転職コンサルタントの横山陽子です。

私は看護学校を卒業後、26歳のときに初めて転職を経験しました。勤務していた大学病院以外の場所で自分が通用するかチャレンジしてみたくなったのです。その後も病院勤務をいくつか経験。出産後、子育ての時間が欲しいと思いクリニックに転職をしました。

振り返ってみると20代のときは、周りに転職のことを相談できる人がいなくて悶々と悩むことが多かったのですが、30代になると、自分の看護観も定まり病院選びは「自分のポリシーに合うかどうか」が重要になりました。また、家族ができたことで勤務時間の制約も大きくなり、勤務体系も気にするようになりました。

「自分の希望をすべて満たすところはないとしても、できるだけ情報収集をして転職したい」。そう願いつつも転職活動に時間やパワーを割けず、焦りだけが膨らんでしまう……、その結果、中には「こんなはずじゃなかった」という転職をしてしまうこともありました。

正直、一人での仕事探しにはとても苦労しました。だからこそ、『ナースのとも』は、「相談者の方に寄り添う」というポリシーで手厚いサポートをしたかったのです。転職事業部は、成婚を機に転居や働き方を変える看護師さん一人一人の要望を丁寧にヒアリングすることがモットー。おかげさまで、ここ1~2年で転職希望者が何を考えているのか、そしてミスマッチを起こさない転職のコツがおぼろげながらわかってきました。この先、分社化も決して夢ではない。私は仕事に燃えていたのです。

そんなときです。

母から1本の電話がかかってきました。話を聞いてみると、「陽子、私仕事を変えたいと思っているの」と言うのです——。

第1章

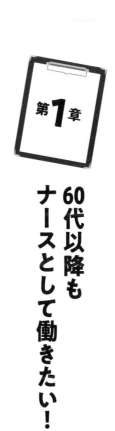

60代以降も
ナースとして働きたい！

再雇用ナース・
横山母の転職ストーリー

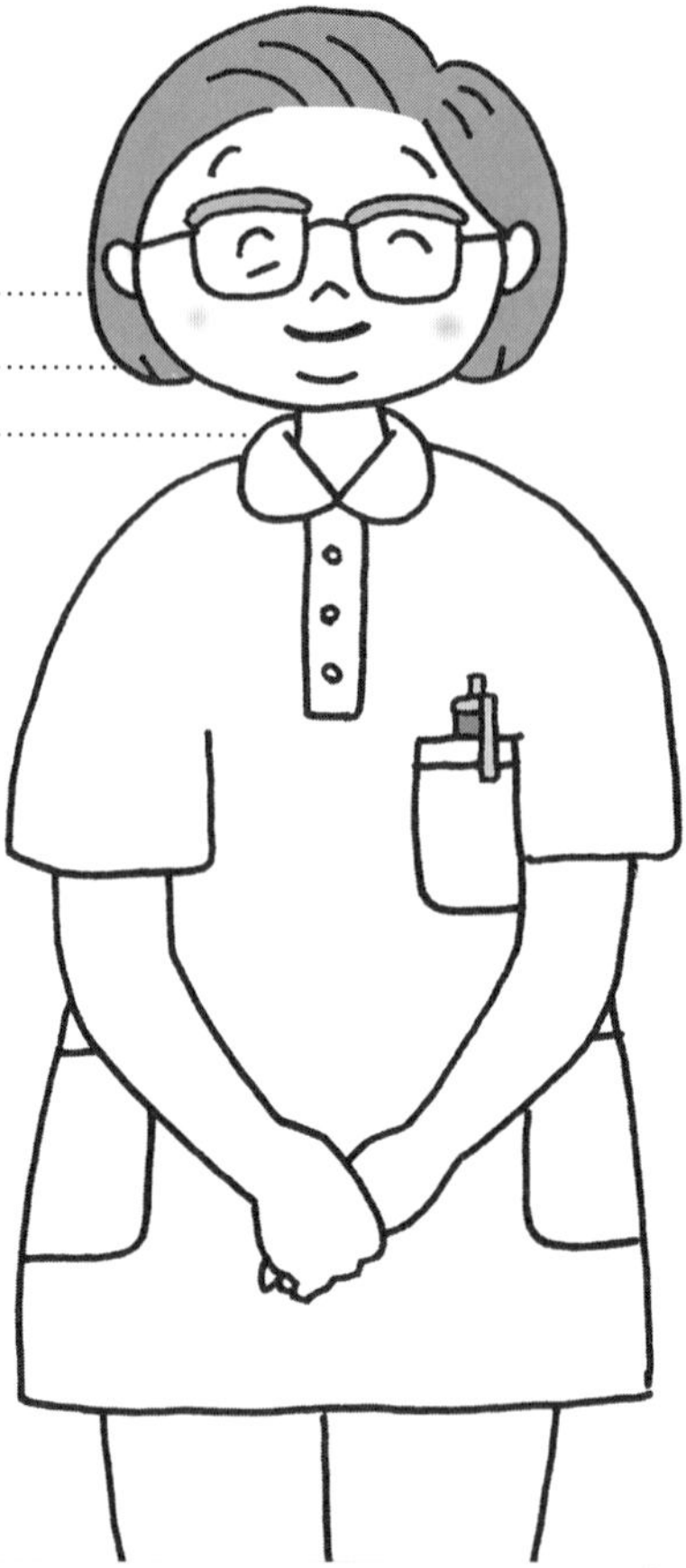

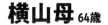

横山母 64歳

60代ベテランナース

透析室→精神科

〈転職のきっかけ〉

定年が間近に迫ったことと、透析室で穿刺《せんし》の失敗をしてしまい、自信を失ってしまったため。

〈決め手〉

長く働ける

肉体的負担が少ない

医療業務が一定程度ある

〈横山から一言〉

厚生労働省・令和2年度の「衛生行政報告例」によると、就業中の看護師のうち、60歳以上の割合は8.4%。65歳以上だと3.1%となる。1億総活躍時代に向けて、再雇用や70歳以上の看護師さんの活躍の場が望まれる。

横山「お母さん、仕事を変えたいってどういうこと？」

チームのミーティングが終わった夕方過ぎ。あれこれ話しているメンバーにごめんごめんと断りながら、私は空いている会議室に飛び込みました。電話が長くなりそうだな……と思ったからです。

母「うん……じつはお母さんね、この秋で定年でさ。仕事を辞めなくちゃいけないんよ。再雇用もあるんだけど、今の仕事は体力的にきつくてね、だけどお母さん別のところで働きたいのよ……」

T県に住んでいる母は、一人暮らしとはいえ、毎日元気に過ごしていました。そんな母ももう60過ぎ。そろそろ次のキャリアを考えてもおかしくありません。

横山「そうだったんだ」

母「周りのナースさんたちも、定年で辞めたりパートに移ったりする人もいるんだけどね、お母さんは病院を変えてもいいから、フルタイムで働きたいんよ」

母ははっきりと私にそう伝えました。

仕事が大好きだったとは知っていたけれど、そこまでだったなんて……。娘としては少しゆっくりしてほしいという気持ちもありますが、私が仕事好きなのは母の血だなと気づき、自分の気持はぐっとこらえ母にこう尋ねました。

横山「お母さん、今まで透析クリニックで穿刺とかの仕事してきたじゃない。確認なんだけど、今の仕事を辞めたいってことでいいのね？」

そう聞くと母は、「うん……」と言いながら、続けてこう言うのです。

母「今まで、透析クリニックに20年近く勤めてきて思ったんだけど、お母さん、本当に針刺しが好きなんよ。患者さんから〝横山さんが来るのを待ってたよ〟って言ってもらったりしてさ」

横山「うん、知ってる。患者さんからよくお手紙とかもらってきてたもんね」

母「だから、クリニックを辞めるのはさみしいんだけど、じつはこの間針刺しを失敗しちゃってねえ」

横山「えっ」

母「まあ大事には至らなくて、その患者さんは何ともなかったんやけど、そのことで

〝ああ、もう若くないな〟と思ったわけ。だから少しふんぎりがついたかもしれないねえ……」

そう電話口で話す母の口ぶりはちょっとさびしそうでした。

母「でもねぇ、今の職場には感謝してるの！　あなたの大学費用も結婚費用も稼がせてもらったしね（笑）」

横山「バリバリ働いていたもんね（笑）」

母「一応、クリニックにも聞いてみたんだけど、再雇用でも62歳までその後の契約更新もないいんだってさ」

ふと、私は小さい頃のことを思い出しました。

当時の母は朝早く仕事に行ったり、昼過ぎから仕事に行ったりと勤務時間が不規則で、なかなかゆっくり話すときがありませんでした。あるとき、私が「お母さん、お仕事お休みして遊ぼうよ」と言ってみたことがありました。しかし、母は「陽子ちゃん、お母さんね働きたいのよ」と言って相手にしてくれませんでした。それくらい母は「ナース」という仕事が好きで没頭してきたのです。母の強い仕事愛を思い出し、私の中でスイッチが入りました。

横山「お母さん、わかった。じゃあちょっとこっちで探してみるわ。何か希望とかはある？」

私が聞くと母はひときわ大きな声で、

母「ないない！　こんなおばさんナースを取ってくれればどこでもいいんよ」と豪快に笑います。

「あ、でもね……お母さんできれば家から近いところが良くて、細かな作業がないところがいいかね。なにしろ老眼で最近は視力に自信がないときがあるからね」

横山「なによ、希望あるんじゃない（笑）」

そう私が言うと母もつられて笑いました。

横山「お母さん、そしたらお母さんの転職こちらで預からせてもらうね。また電話するから」

「忙しいところ悪いね」、「ううん、大丈夫よ」と言って私は電話を切りました。

実は私自身、60代の転職を扱うのは初めて。「まずは情報を整理しないと」と思った私は、転職事業部立ち上げからともに仕事をしてきた鈴木日奈さんに、早速相談してみることにしました。彼女もまたナース時代に転職をして、再転職で『ナースのとも』に入ってきたのです。「今の若い子は、病院だけがキャリアじゃない」と思っていることをよく認識しています。鈴木さんもその一人。また、20代で、子どもが2人いる鈴木さんはプライベートでも頼りになる「ママ友」でもあったのです。

横山「鈴木さん、今ちょっといい？」

鈴木「はい、大丈夫です」

5分後、鈴木さんは会議室に来てくれました。早速母の転職に向けた作戦会議です。母の転職動機を聞いた鈴木さんは、うんうんとうなずきながらテキパキとメモをとっています。

鈴木「なるほど……よくわかりました。お母さんが希望するエリアとの兼ね合いもありますが、いったん転職先にはどんなところがあるか、おさらいしてみたほうがよさそうですね。急性期病院、療養病院、老健、健診センター、クリニック、美容クリニック、訪問診療クリニック、訪問看護、保健所、保育園などいろんなところがありますし……」

横山「そうよね」

鈴木「ちなみにお母様は正看護師さんですか？」

横山「ううん、准看護師よ」

鈴木「そうなんですね。それで、お母様の希望はどうなんですか？」

横山「うん……それがね、さっきも母の気持ちや希望を聞いてみたんだけど、〝とにかく長く働きたい〟っていうのが強くて。具体的に診療科の希望を聞いても、〝昔のことしかわからないから参考にならないと思うし……〟って一点張りなのよ」

まったく、母はあれでいて結構頑固なのだ。

鈴木「そうなんですね……でも、お母様ご自身、久しぶりの転職っていうことになるんですよね？　だったら、〝わからない〟っていう答えはある意味素直なんじゃないかなって思うんです」

鈴木さんにそう言われた私はハッとしました。

そうか、母にとっては、20年ぶりくらいの転職になる。そりゃ現場でいろんな話を聞いているからといって、今の転職事情なんて全然わからなくて当たり前よね……。

横山「そうよね、もしかしたら私も母のことをわかったつもりになっていて、ただ条件面でしか見ていなかったかもしれないわ。いったんそういう思い込みをなくして、改めて60代の看護師が働ける現場ってどんなところがあるのか、考えてみることにするわ。もちろん、母の希望にも沿った形で、ね」

鈴木「はい！　私もリサーチしてみます」

横山「ありがとう！　助かるわ」

＊＊＊

それから私たちは、50代以上の方が多く働いている勤務先のリサーチや、それぞれの勤務先のメリット、デメリットを洗い出していきました。ときにはクリニックや地方の中規模病院に直接お話を聞いてまわったのです。

ただ、病院を巡れば巡るほど私たちは「何が母にとって正解なのか」わからなくなっていきました。

再度私は鈴木さんに声をかけ、ミーティングをすることにしたのです。

横山「何度も悪いわね、鈴木さん」

鈴木「いえいえ、私もちょうど話したいと思っていたところなんです。……お見合いと一緒で調べれば調べるほど、わかんなくなっちゃう状態かもしれないですね」

横山「そうねえ……」

たしかに、今の私たちはそんな状況でした。自分に言い聞かせる意味でも私は鈴木さんにこう伝えました。

横山「母の第一希望は、〝長く働けること〟。だとすると、やっぱり体力的にも精神的にも無理なく働けるところがいいはず。そうすると……」

鈴木「家から近くて、医療行為が少ないところになりますよね？」

午後5時過ぎ。目の前のパソコンをぼんやり見つめながら鈴木さんはこうつぶやきました。

鈴木「横山さん、そうなると高齢者の方々がいらっしゃる療養型の病院か、もしくはグループホームなどの介護系とかになるんでしょうかね」

横山「うーん……そうなんだけどね、昨日母から〝医療行為がまったくないのはさびしい〟って言われて……。介護施設系は希望してなさそうなの。そうすると訪問診療とか訪問看護ってことになるのかしら」

鈴木「そうなんですね？　でも訪問で移動が多いと歳を重ねるごとに、体力的な負担が大きくなりそうですよね」

横山「うん……。長く勤務できないかもしれないわよね。ああ、もうわかんなくなってきた。どうすればいいんだろ――――？」

机に突っ伏してしまった私を見て、鈴木さんはにっこりと微笑みました。

鈴木「なんか……いいですね。横山さんって本当にお母様思いというか。あれこれ考えているのを見て、仲良しなんだなぁって思って」

横山「え――――そんなことないわよ。会えばいつまでたっても〝ご飯は食べてるの〟とか〝きちんと仕事できてるの〟とか、〝孫はどうしてるの〟って質問攻め（笑）。本当にうるさいったら」

鈴木「なんだか目に浮かびます（笑）」

鈴木さんはあはは、と言って2杯目のコーヒーに口を付けました。私もそれにならってコーヒーを飲むと、ふっとあることが頭をよぎりました。そう、結婚相談所を開所しようとしたときのことです。

横山「……だけどね、口ではうるさいんだけど、私が決めたことには口出ししなかったのよ。起業するときも、不思議と反対とかはされなかったの。〝あんたが決めたことなんだからしっかりやりなさい〟って」

鈴木さんは黙って聞いてくれています。

横山「そうそう、あれだ。起業するとき、私の地元のナース友達にたまたま会ったらしくて。そのとき、〝陽子が仕事で悩んでたら相談に乗ってあげてくださいね〟なんて言ってたらしいのよ。それをあとから友達づてで聞いて……お母さん、応援してくれたんだなぁって。今思い出したわ。だけどまあ……おせっかいよね（笑）」

鈴木さんはゆっくりと笑いながら、

鈴木「いいですね。私は、母親とは昔から折り合いがあまり良くなくて……早めに手に職をつけて、生涯実家に頼らなくても生きていけるようにと思って看護職を目指したところもあるんです。だから横山さんとお母様のような関係に本当に憧れます」

横山「鈴木さんそうだったの……。でもね、私にも葛藤がなかったわけじゃないのよ。結婚して出産して、自分も子どもを育てる中でようやく親に感謝できるようになったのかな～（笑）」

鈴木さんと話していて、私はさらに違うことを思い出していました。

地元の、ナース友達……。そうだ、たしか直美はまだ地元でナースをしていたはず……。故郷の話をしたせいか、私はふと地元の友達に連絡をしてみようと思い立ったのです。

＊＊＊

直美「陽子！　久しぶりやね～元気だった？」

横山「直美～全然変わらないねぇ」

私たちは久々の再会を喜び合いました。現在も病院の現場で働いている直美とは、時々電話で話をしてはいましたが、会うのはじつに4年ぶり。声の大きさも笑ったときに笑いジワが寄るところもそのままです。

直美「そんなことないよ～、もう子どもの世話と仕事でヘトヘト（笑）。毎日を必死に生きてるわ（笑）」

明るく笑い飛ばす直美。うん、やっぱり変わってない。私が看護実習で落ち込んでいた時も、大丈夫大丈夫って背中をたたいて励ましてくれたっけ。地元に帰ってくると、ふっと気が緩むのでしょうか。ついこれまでにあったいろんなことを思い出して、話したくなってしまいます。でも、今日は母の転職の話を直美に聞いてもらうんだから。私は気を取り直して、直美に「今日はわざわざありがとうね～」と伝えました。

直美には、母が定年で次の職場を探していること、これまで通りに働くのではなく、環境を変えて働きたいということは話してありました。ただその際、直美から思いがけないことを聞いたのです。「私も転職して、精神科で働いているよ」とのこと。初耳でした。そこで今日は精神科病院のことについて詳しく聞こうと、時間をとってもらったのです。

直美「そもそも、私が精神科病院に勤めることになったのは、同僚ナースさんの紹介だったんだ」

横山「それまではたしか整形外科のクリニックだったよね？」

直美「うん、そう。だけどそこのクリニックはリハビリもあるし、1日に患者さんが200人以上来るからとにかく忙しくて」

横山「うわあ、それは大変ね……」

直美「まだ子どもが小学校低学年だったんだけど、いつも帰るのは20時過ぎ、遅いと21時過ぎになるのよ。家から近いのはよかったんだけど、やっぱりこの勤務時間はちょっと厳しくてね」

帰宅時間のことがやはりネックとなり、直美は転職したといいます。

横山「そうだよね……。で、知り合いの伝手で中規模の精神科病院に移ったのね」

地元にある昔からの精神科病院の存在を知ってはいました。

横山「だけど精神科病院っていうのも、また勤務スタイルが全然違うじゃない？　夜勤もあるし……そこはどうだったの？」

直美「私もそこがちょっと気になっていたんだけど、勤務時間は日勤は8時45分から17時15分までで、残業とかはないので、定時に帰れるの。これが一番ありがたかった……」

うんうん、と私はうなずきます。

直美「それから、基本的に精神科病院での業務って投薬や薬の管理、バイタルチェック、行動の介助で、動ける人に対しては、外出支援をするのがほとんどなのね。あとは入院患者さんの身の回りのお世話やサポートが主な仕事なの」

横山「へえ、そうなのね」

私自身、精神科の業務に就いたことがなかったため、ネットやテレビで見聞きしたことしか知りませんでしたが、直美のおかげでよりリアルに感じることができました。私は思い切って、さらに質問してみました。

横山「精神科の患者さんって、重度から軽度までさまざまな人がいるじゃない？　いわゆる急性期もみたりするの？」

直美「そうね、暴れてしまったりする患者さんは、うちでは基本的に男性ナースが対応することになってるの。もちろん急性期病棟にいる女性ナースもいるけど、若くて体力がある人が担うことが多いかな」

それなら、体力に自信がない母でも勤められるかもしれません。

横山「夜勤もあるのよね？　それはどう？」

直美「うん、夜勤は月に1～2回あるから、そこはもしかしたら陽子のお母さんにとってはネックかもしれないね。だけど、〝慣れれば平気！〟って言っている人もいるから、そこまで心配することはないかな」

必死にメモをとる私を見て、直美はこんなことも教えてくれました。

直美「私、つくづく思うのよ。経験豊富な年配ナースさんこそ精神科に向いているよなあって」

横山「えー、なんで？」

直美「やっぱり薬を飲みたがらない人もいるし、精神が不安定な人もいるからさ、そういう人たちにじっくり寄り添えるのは年配ナースさんなのよ。自分の人生経験も活かせるっていうのかな」

自分の人生経験が活かせる。それは母にうってつけかもしれません。

直美「ねえ陽子、うちの病院の〝最高齢ナース〟って何歳だと思う?」

横山「えーーーわかんないけど70歳くらいかな?」

するとと直美は目の前でバッテンのジェスチャーをして教えてくれました。

直美「ブッブーーー正解は77歳!」

横山「えーーーすごい……!!」

直美「びっくりでしょう? その方は夜勤はやっていないけれど、毎日勤務しているのよ」

いや〜なおさらすごい。

直美「私たちもそういう先輩を見ているからさ、〝ああ健康ならここまで働けるんだな〟〝ここまでいさせてくれる病院なんだな〟って思えてるの。だから、本当に貴重よね。ほかにも70代のナース、結構いるのよ。だから陽子のお母さんも、友達とかできるかもしれないね」

私が知りたいこと以上のことを教えてくれる、直美。「母の転職相談に乗ってほしい」なんて言ったけど、本当は私自身が直美に会いたかったのかもしれません。

「直美は昔から優しかったけれどさ、変わらないよね」と素直にそう口にしました。

直美「あはは、本当？　ありがとう。でも周りの精神科ナースさんの影響もあるのかな。物腰もやわらかだし、院内は基本的に本当におだやかよ。自然に囲まれながら、静かに過ごすっていうことが精神にはやっぱり大切なんだなって思うし」

直美の話を聞いて、私は母に精神科病院を転職先の候補にすすめてみよう、と考えていました。

陽子「ねえ直美、今そちらの病院、看護師募集とかしてるかな？　ぜひ母にすすめてみたいと思ってるんだけど……」

直美「ふふふ、そう言うと思ってた（笑）。途中から前のめりになってたもんね。うん、うちはいつでもナース募集してたはず。そしたら私、師長に〝就職希望の人がいます〟って伝えておくわ。それでいい？」

陽子「ありがとう、直美！　……あ、そのとき60代のナースなんですけど……って伝えてくれる？」

直美「もちろんよ（笑）」

＊＊＊

直美と別れ、帰りの電車の中で私は早速、母にメールを打ちました。

横山「お母さん、今日地元で一緒の看護学校に行った直美と会ったんだけど、お母さんの転職先、S記念病院はどう？って。直美が今働いてて、私もいろいろと話を聞いたんだけど、仕事は体力的にも問題なさそうだし、環境的にもとっても良さそうなの。それにね、60代以上のナースがたくさんいるんだって」

そう打つと、すぐに母から返信が返ってきました。

母「ええ、あの直美ちゃん？　久しぶりじゃねぇ。あそこのS記念病院にいるのね。精神科って、考えてもみなかったけど、陽子がそう言うんなら、お母さんはそこ受けてみよっかね……」

おお、まさかの即答。でも私は「母ならそう言うだろうな」と思っていました。

横山「やっぱりね（笑）。そしたら直美を通じて向こうの担当者さんにもその旨伝えてもらうね。面接セッティングするけど、それでいいよね？」

母「はい、お願いします」

＊＊＊

母にメールをしてから1週間後、私と母は連れだってS記念病院の面接に向かっていました。

駅からバスで20分ほど行った、山のふもとにある精神科病院は、静かで自然豊かな場所でした。病床数は200床程。5病棟に分かれており、精神科一般のほか、アルコール依存症や薬物依存の患者さんもみているといいます。

院内を見学している母は、終始落ち着いていて師長の話に耳を傾けていました。その姿は真剣そのもの。当たり前のことなのですが娘の私にとっては新鮮で、そして

「母の働く姿をずっと見ていたい」とも感じたのです。
ひと通り見学が終わり、面接へ。
案内されて椅子に座った母は、緊張しているように見えました。(こんなときこそ、私の出番。母をサポートしなきゃ)と思い口を開きかけたとたん、担当者の方から意外な言葉をいただきました。

担当者の方「それで小林さん(母の苗字)、いつから来れますか?」
私も母もお互い顔を見合わせ、一瞬その言葉の意味を理解するまで時間がかかりました。

横山「あの……すみません。それは、採用……ということでよろしいんでしょうか?」
私がおずおずとそう聞くと担当者の方はにこやかにこう答えてくださいました。

担当者の方「ええ、原さん(直美のこと)からよくよく話は聞いておりました。原さんのご紹介ならまず間違いはないでしょう。見学のときの様子でお人柄もわかりましたしね。ぜひうちで長く働いてください。どうぞよろしくお願いいたします」

母&横山「ありがとうございます……！」

母と私はおでこにひざがくっつくくらいおじぎをして、その場をあとにしました。

横山「お母さん、よかったね」

母「うん」

そのときの母の本当に嬉しそうな笑顔が心に残りました。「いくつになっても、働けるという喜びは、強いものなんだな……」私は母から改めてそのことを教えてもらったのです。

母「陽子、ありがとうね」

病院からの帰り道、隣に並んだ母がふと私にそう言いました。

横山「こんなにスムーズに決まったのは直美のおかげよ、私じゃないもん。直美にお礼言ってよね」

嬉しいのになぜか憎まれ口が出てきてしまいます。そんな不器用な私を、母は何も言わずにただじっと見つめてくれていました。

「現場の仕事にこだわりたい」そう言って転職した母でしたが、その後院内では多くの研修があったようです。

母「陽子、私はじめて憲法とか人権の大切さを学んだのさ。それに、毎週レポート提出があってさ。この歳で新しいことを勉強するのはほんとくたびれる」

そう言いながらも母の電話越しでの声は弾んでいました。

横山「しっかり頑張ってよ、お母さん」

応援してるからね。私は心の中でそうつぶやきました。

COLUMN 1

看護師の勤務先区分

■病院の種類

総合病院

「内科、外科、産婦人科、眼科及び耳鼻いんこう科」診療科目を持ち、かつ「集中治療室、講義室、病理解剖室、研究室、化学、細菌及び病理の検査施設など」を持っている病院。患者100人以上の収容施設を持つ。

特定機能病院

高度の医療の提供、開発や研修を実施する能力を有すと、厚生労働大臣が承認した病院のこと。400床以上。

地域医療支援病院

地域医療支援病院としての承認要件を満たした病院。救急医療の提供ができるなど地域医療の中核を担う。200床以上。

臨床研究中核病院

日本発の革新的医薬品・医療機器の開発を推進するため、国際水準の臨床研究や医師主導治験の中心的役割を担う病院。400床以上。

■病棟の種類

- 一般病棟
- 回復期リハビリ病棟
- 地域包括ケア病棟
- 緩和ケア病棟
- 療養病棟
- 精神病棟
- 結核病棟

病院や病棟の区分についてはさまざまな分野があり上記は一例。

■クリニックの種類

- 保険診療のクリニック
- 自由診療のクリニック
- 訪問診療クリニック
- 健診センター

など

エリアやクリニックの診療科目によって看護師の役割は異なる。

■訪問看護ステーション

医師による訪問看護指示書をもとに、看護を担当し、医療と介護をつなぐ役割を果たす。

■企業

保健室勤務
保健師として健康管理を行う
製薬会社
医療ベンチャー
など

医療機関ではなく一般企業で働く看護師は、企業看護師と呼ばれ近年ニーズが高まっている。

■教育・福祉・介護施設

保育園
有料老人ホーム
身体障碍者療護施設
養護施設
重症心身障害児施設
デイサービス
など

教育や介護の現場で、医療知識、技術を活かして利用者の健康の維持・改善を目指す役割。

■いろいろな勤務先がありますが…病院が1位

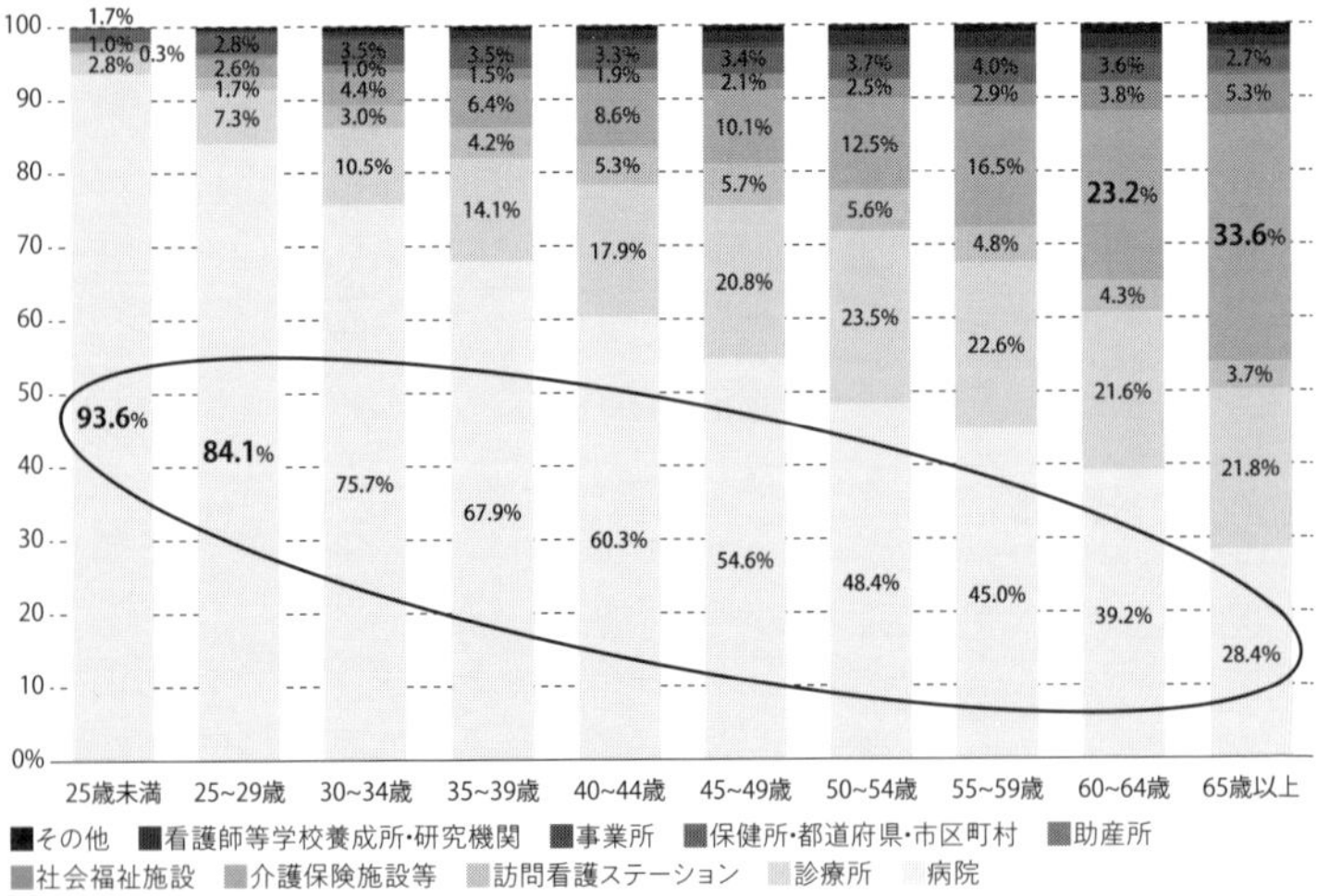

〈参考〉厚生労働省 看護師等（看護職員）の確保を巡る状況
https://www.mhlw.go.jp/content/11601000/001140978.pdf

第2章

結婚も子育ても仕事も、
全部楽しみたい！

子育てママナース・
U子の転職ストーリー

U子 32歳

主婦→内科クリニック

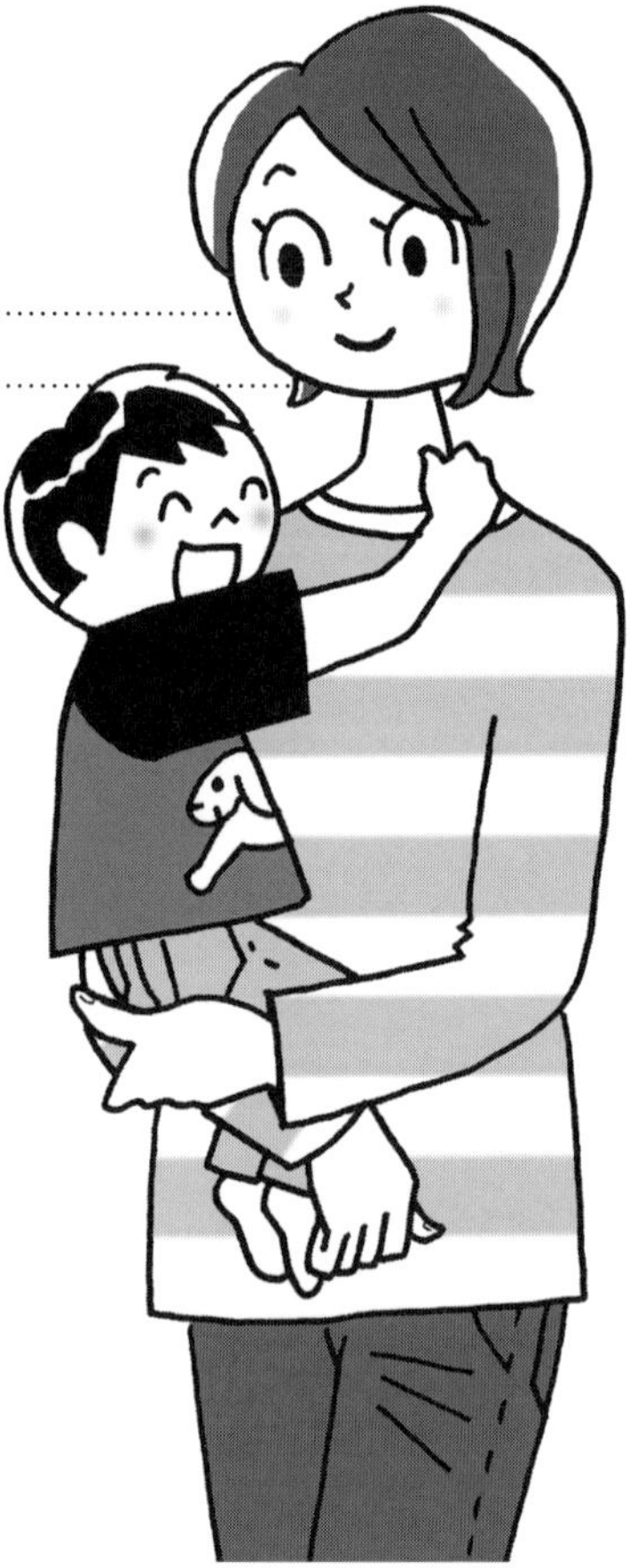

〈転職のきっかけ〉

子どもが大きくなり幼稚園に預けたため。

〈決め手〉

家から近い

勤務が17時までで、休みがとりやすい

院長先生のお人柄

〈横山から一言〉

看護師の離職率は10%を超えると言われている。U子さんのように、結婚や出産で離職する人も多い。離職はナースにとって身近な問題でもある。

月曜日の朝、私は鈴木さんとともに朝から業務対応に追われていました。週末に来ていたメールチェックや、病院への架電対応、週次のミーティング……。とくに月曜日は時間の進み方が2倍早く感じます。

同日の午後3時。私はある女性の来訪を待っていました。

鈴木「横山さん、さっきから何度も時計見てますね。そんなにソワソワしてどうしたんですか？」

さすが鈴木さん、忙しいときでも私のことをちゃんと見てくれてるんだわ……と思いながら私はパソコンに打ち込む手を止めました。

横山「じつはね、今日久しぶりに成婚卒業していったナースさんが来ることになってるのよ」

鈴木「ああ、あの梅原U子さんって、成婚退会された方だったんですか！　今日転職相談に来られる方ですよね？」

横山「そうなのよ、前からちょこちょこ連絡はくれてたんだけどね、お子さんも3歳になっていよいよ仕事復帰を考えたみたい」

とそこにチャイムの音が聞こえ、「こんにちはー！」と明るくドアを入ってくる女性の姿が見えました。

U子「横山さん！　お久しぶりです～！」

横山「U子さん、久しぶり～！　お元気だった？　全然変わってないわね。ショートカットにしたのね、すごく似合ってる！」

U子「結婚式を挙げてからもうずっとショートなんですよ（笑）。横山さんも相変わらず元気そうですね」

にこっと笑うU子さん。こうやって成婚された方々が訪ねてくるのはとても嬉しいもの。まるで卒業していった教え子に会うような、嫁いでいった娘に会うような不思議な気持ちになるのです。それはやっぱり「結婚」という節目に立ち会っているからなのでしょう。だからこの仕事を辞められないのよね。

久しぶりの再会にキャーキャー言いながら私たちは会議室へ移動。今日はU子さんの転職希望について話をすることになっていたからです。

ぱっちり切りそろえられたショートカットに、丸い爪。きっとはつらつとお母さん業をやっているんでしょう。黒いパンツに薄いブルーのカットソーを着こなし、活発さを感じさせます。今の生活が充実していることは聞かなくても十分わかりました。

横山「もうお子さん、3歳になったのよね？」

出されたお茶に口をつけたU子さんは、こっくりとうなずきました。

U子「はい、今年の4月から幼稚園に通っていて、ようやく母子ともに今の生活に慣れたところなんです」

横山「幼稚園行きたくない〜とか言わない？（笑）」

U子「それがあんまりなくて（笑）。最初は親のほうが離れるのがつらくて、グスグス泣いてたくらいです（笑）」

横山「あはは、そうだったのね」

ずっと近況を聞いていたくなる気持ちを私はグッとおさえて、U子さんにこう切り出しました。

横山「U子さん、それで今日は、転職相談に来てくださったのよね。そろそろ仕事復帰したいな〜とか考えてるの？」

私がそう聞くと、U子さんははっきりとうなずきました。

U子「そうなんです。こんな言い方アレですけど、私、若いころから節約と貯蓄を頑張っていたんで貯蓄額はかなりありましたし、結婚後は資産運用に力を入れて資産を増やしていました。だから正直お金には困ってなくて」

横山「さすがねえ……」

そういえば、婚活しているときから弊社の資産形成のセミナーを熱心に受講していて、結婚したあとも資産運用を頑張っている～とメールをもらったことがありました。毎日、円相場と株価をチェックするようなまめな一面があったことを私は思い出しました。

U子「だからもう働かなくてもいいかな～なんて思っていたんですけど、息子が幼稚園に行ってからですかね、ぽっかり一人の時間ができて。最初は家事をしたり、ずっと手つかずになってたモノの整理をしたり、カフェでお茶したりしてたんですけど、なんだか物足りなくなっちゃって」

うんうん、と今度は私がうなずく番です。

U子「あるとき、息子が熱を出して幼稚園をお休みしたことがあったんですよ。軽い風邪だったので大事には至らなかったんですけど、夫は結構おろおろしちゃって。〝大丈夫かな、大丈夫かな〟って言うばかりだったんですが、そのとき私がテキパキ看病したので珍しかったんでしょうね（笑）。〝やっぱり看護師さんは違うね〟って言ってくれたんですよ」

横山「まあ……いい話ねぇ」

病気になったとき、具合が悪いとき、「ナースと結婚してよかった」と思う男性は多いと聞きます。U子さんの場合、お子さんを看病する姿がご主人にとっては頼もしく見えたのでしょう。

U子「そのあたりからですかね、〝仕事に復帰したいな……〟と思うようになったのは」

もともと大学病院勤務で手術室の機械出しのナースをしていたU子さん。妊娠してからは病棟勤務に移ったと聞いていましたが、それでも臨月近くまで働いていたといいます。

ナースは結婚すると、いろんなキャリアに分かれます。

そのまま家庭に入って、夫の扶養内でパート勤務をする人。
フル勤務をして、夫と共働きをする人。
あるいは、結婚後ナースそのものを辞めてしまう人。遂には夫を扶養に入れて自分が大黒柱になって働く人もいます。

さまざまなキャリアがある中、U子さんのようにナースの仕事が好きで「続けたい」と考える方も、もちろん一定数いらっしゃるのです。

横山「U子さん、それで何か自分で転職活動はしてみたの？」
U子「はい、近くのクリニックとかで求人募集がないかな、なんて思ってたんですけど見つけられなくて……。それで、ネットとかでも探してみたんですけど、結構家から遠いところが多くて、それだと家庭と両立は難しいかなって」
横山「そうなのね。お住まいは郊外だったもんね」
私はスマホでマップを確認しながら病院が近くにあるかを確認しました。
横山「そっか、たしかに医療機関がそもそも少ないエリアなのね……」
U子「はい、そうなんです。それに昔みたいにフルタイムでの勤務は全然無理だと思

います し……」

横山「うん、うん」

U子「それに平日は夫の帰りも遅くてワンオペなんです。なので預かり保育を使うとしても、17時くらいに勤務が終わって、幼稚園に17時半にはお迎えに行ければって思ってたんですけど……。その条件に合う病院もないし。働くの無理なのかな～とか思っちゃって……」

働きたいけど、働けない。

U子さんの悩みが私は手に取るようにわかりました。私もまた、U子さんとは状況が違いますが、家庭と仕事の両立で悩んだ時期があったからです。

＊＊＊

横山「もう！　ゴミ出しくらいしてから行ってよ!!」

誰もいなくなった自宅の中で私はそう叫びました。私の叫びを受けとめてくれたのは、夫が出し忘れたゴミ袋だけ。私はやるせない気持ちでいっぱいだったのを覚えています。

当時私は30代半ば。婚活相談所を開いたばかりの頃でした。営業から相談者様の対応、経理関係をすべて一人でこなし、朝から晩まで対応に追われっぱなし。それに加えて2人の子どもの子育て中。

家からすこし離れた保育園しか空きがなかったため、そこに入所したものの、病気などのときには当然保育園には預けられません。そのため時には子連れで仕事をしたり、ベビーシッターさんを頼んだりしながらなんとか業務をこなしていたのです。「誰か私に時間を分けて!!!」と思うくらい、すごいスピードで日常が過ぎていきました。

その頃私は、あるひとつの思いを抱えていました。

「ああ、近くにいつでもみてくれる保育園が近くにあったら、こんなに大変な思いをしなくていいのに……」。保育園に子どもを送り迎えする時間さえ惜しいと思っていたからです。

毎日ヘトヘトになって倒れこむように眠る私を見て、夫は「大丈夫？　そんなに無理しなくても……」と声をかけてくれるのですが、主人との会話すら疲れてしたくない。私の体力と気力がいつまで持つか、ハラハラしながら毎日を送ったのです……

＊＊＊

U子「ええ、横山さんもそんなときがあったんですか？」

私の昔話に耳を傾けてくれていたU子さんは、ただでさえ大きい目をさらに大きくして、そう言いました。

横山「ふふ……じつはそうなのよ。でもね、正直なところその頃のことってあんまり記憶がないの。それだけ2人の子どもを育てることに一生懸命だったから。そのおかげで会社は成長できたんだけど、ちょっとだけ後悔しているのは、子どもの純真無垢なときにべったり一緒にいられなかったことかなって。だから、U子さんがお子さん優先で働きたいっていう考え方もわかるし、素敵だと思うわ」

U子「……ありがとうございます」

横山「だからU子さんが働きたい、というのを全力で応援したい。一緒に転職活動頑張りましょう！」

普段弱気な部分を見せないU子さんの助けになりたい。そんな思いも手伝って私は、そう口にしていました。

U子「今日横山さんと話してみて、私、改めて仕事したいなって思いました。横山さん、どうぞよろしくお願いします……！」

横山「ううん、こちらこそよろしくね。そしたら早速なんだけど、U子さんの希望を聞かせてもらえる？」

＊＊＊

横山「うーん、この条件でU子さんの家から近い病院か……」

すっかり日も落ちた夜の7時過ぎ。私は、社内に残ってU子さんの条件と求人票を見ていました。と、「お疲れさまです」と声をかけてきたのは鈴木さんでした。どうやら、私とU子さんとのやり取りを聞いており、社内に残ってくれていたようです。

鈴木「U子さん、すごく元気で明るい方でしたね。子育てでブランクがあるなんて思えないくらい。今も仕事帰りです、みたいな感じに見えました」
横山「あはは、そうかもしれないわね（笑）」
鈴木さんはこうやって私を間接的に励ましてくれるのです。ささいな一言にいつも救われてきました。

鈴木「U子さん、どんなご希望がなんですか？」
横山「うん、それは割とシンプルなんだけどね」

・家庭と仕事の両立がしたい
・17時過ぎには退勤したい
・子どもの急な発熱のときなどはできる限り休ませてほしい
・以前の業務と比べて、スキルダウンしても構わない

鈴木さんに条件を伝えると、彼女もまた「う、うーん……」とうなってしまったの

です。

鈴木「それでこの地域にそういった病院があるか、ですよね？」

横山「うん、そうなの。病院が少ない地域だから、クリニックや訪問看護も視野に入れないといけないかもしれない」

鈴木「診療科目とかの希望はあるんですか？」

横山「それはないみたい。でもね、そうはいってもこの条件だとやっぱり内科とか循環器とかのクリニックに絞られてくる気がするけど……」

鈴木「そうですね……」

横山「それでね、U子さんのお住まいの半径5㎞の病院とクリニックをピックアップしてみたの。明日、一緒に架電してもらえる？」

鈴木「わかりました！　リスト見ておきますね」

横山「ありがとう！」

＊＊＊

翌日。

私たちは早速、昨日つくったリストに沿って架電をスタートしました。

横山「もしもし、○×病院でいらっしゃいますか？　はじめまして。私、ナースの人材紹介業を行っております『ナースのとも』の横山と申しますが……」

鈴木「はじめまして。△△病院のお電話でお間違いないでしょうか？　私、ナースの人材紹介業を行っております『ナースのとも』の鈴木と申しますが……」

こうした架電は「ローラー作戦」とも呼ばれ、人材紹介ではあるあるの光景です。

横山「鈴木さん、電話してみた感じ、どう？」

私は鈴木さんが5軒目の病院に電話をかけ終わったタイミングで声をかけました。

鈴木「どこも人手は足りています、という感じでしたね。ただ1軒だけ〝いい人そうなら会ってみたい〟というクリニックがありました。整形外科なんで結構忙しいのかもしれないですね。ただネックなのは夜7時まで診療があるってことですね」

横山「うーん、7時までだと厳しいね……」
鈴木「ですよね……。時短勤務可能かどうか、ってところですけど。ただお子さんがいて働いているナースも何名かいるみたいなんで、交渉次第なのかなと。横山さんのほうはどうでした？」
横山「うん、4軒かけてみたけど全部お断り──────！　厳しいね～」
鈴木「やっぱりエリア的に病院が少ないのもあるし、その分一度勤務すると、長く勤める方が多いのかもしれないですね」

U子さんが住んでいるエリアは、新しく引っ越してくるファミリーと、地元の方々が混在している地域。人材の流動性にやや欠けてしまうところもあるのかもしれません。

鈴木「横山さん、どうしましょうか？　たしかあの辺には大型のショッピングモールとかもありましたよね。その中に入ってるクリニックさんに架電してみますか？」
横山「うん、そうね。ありがとう。そこともう1件、かけてみてもらいたいところがあるの」

鈴木「はい、どこですか？」

横山「鈴木さん、ちょっとここ見て」

私は鈴木さんを自分のデスクに手招きしパソコンの画面で地図を見せながら、あるクリニックを指さしました。

鈴木「えーっと『小島医院』さんですか？　結構クリニック自体は古そうですね」

鈴木さんは口コミや医院の写真を見て確認しています。

横山「うん、もう30年くらいやっているところみたい」

鈴木「町のお医者さんって感じですね」

横山「うん、でね、ここにも電話をかけてみてもらいたいの」

鈴木「えっ、ここにですか？」

鈴木さんは明らかにびっくりしたようです。それも無理はありません。なにしろホームページもないような医院なのですから。

鈴木「でも……口コミを見た感じだと院長先生お一人でやられているみたいですし、そもそも求人募集してる感じなんですかね……」

鈴木さんの疑問はもっともでした。私も、客観的な事実を見ればそう判断したはずです。でも、私には、この医院に架電をしたい理由があったのです。

横山「じつは、この間U子さんが来たとき、一緒に家の近くのクリニックをいくつかピックアップしたのよ。その中のひとつがこの小島医院さんなの」

鈴木「あ、そうなんですね。U子さんの家から近かったとかですか？」

横山「うん、それもあるんだけど。じつは、U子さん、一度この小島医院で診てもらったことがあって印象に残ってるんだって」

鈴木「なるほど、そういうことですね」

横山「で、そのとき見た感じだと、看護助手と受付の人しかいなかったと」

さまざまな理由から、ナースを置かないで診療しているクリニックも多くあります。

鈴木「そうだったんですか、それでU子さんは〝この医院に求人がないかな〟って思っている感じなんですね？」

横山「うん、そうなの」

鈴木「わかりました。そしたら午後はショッピングモールに入っているクリニックと、小島医院さんに架電してみます」

横山「ありがとう！　よろしくお願いします」

＊＊＊

鈴木「はい、はい、それでは一度訪問して、お話を伺わせてください。小島先生、本当にありがとうございます。それでは来週の水曜日の13時半にお伺いさせてください。失礼いたします」

横山「えっ、小島先生まさかのＯＫ？」

鈴木「はい……あ、いえＯＫというか、〝それなら一回うちにその人連れてきてよ〟ということだったんで、来週の水曜日でアポ入れちゃいました。すみません、Ｕ子さんの都合も聞いていないのに。あ、条件とかは前にハローワークに出した求人情報があるそうなんで、ＦＡＸで送ってくれるそうです」

横山「じゃあそれはあとでチェックね。……で、どう？　ちょっと癖がある先生じゃなかった？」

そう言うと鈴木さんは苦笑しながら

鈴木「ちょっとじゃないですよ！　結構癖あります（笑）。話の中で大学病院に勤めていたナース、と伝えたら、そんな優秀なナースさんに来てもらっても、逆にもてあましちゃうかもよ〟って言われちゃいました」

横山「わぁ（笑）。それはそれは……」

鈴木「ズバッと言う先生ですけど、でも心根は優しいっていうか。で、いろいろU子さんのことをお話ししていくうちに、〝そこまで言うなら一度連れてきてよ〟って話になりました」

横山「お疲れさまです、ありがとう」

私は心からそう伝えました。30年もお一人で医院を続けられるということは、それだけ医療に対して情熱を持ち続けている、ということでもある。きっと地域の患者さんからも信頼されているのだろう。これでうまく面談がまとまってくれれば……。

鈴木「横山さん、そしたら私U子さんに来週水曜日空いてるかどうか、連絡しちゃいますね！」

私の心配をよそに、鈴木さんはU子さんに電話をかけはじめました。私はU子さんに送ろうとしていたメールを閉じ、ここは鈴木さんに任せることにしました。

＊＊＊

U子「横山さん、鈴木さん、今日はどうぞよろしくお願いいたします！」

青空が澄み切った晴れの日、私は鈴木さんと一緒にK市にやってきました。普段はどちらか一人が電話番、私は営業回りという分担制ですが、「横山さん、私も小島医院へ訪問してもいいですか？」と言うので今日は一緒にやってきたのです。あれから、整形外科のクリニックさんともアポイントが取れ、今日は2軒一緒にクリニック見学をすることになったのです。

横山「U子さん、今日はあれこれ聞かれると思うけど、私たちもフォローするので緊張しないで臨んでくださいね」

U子「うう……わかりました。でも久しぶりの面接なので緊張します～！」

そう話すジャケットに黒のパンツ姿のU子さんからは、どこかワクワクしている、そんな前向きな気持ちも感じました。

駅から10分ほど歩いたところで小島医院に到着。

横山「すみません、本日14時から小島院長とお約束させていただいている、『ナースのとも』の横山と申しますが……」

受付の人にそう声をかけると、ほどなくして小島院長が現れました。

小島「あーどうも。じゃあこっちに来て」

小柄な体格に、黒縁の眼鏡。Yシャツに黒いズボンというシンプルな格好ですがパリッとした白衣に清潔感を感じます。小島先生の後に続き、私たちは院内を見学することになりました。パタパタというスリッパの音が響きます。

診察室は1つ、処置室が1つ、待合室は10名前後でいっぱいになりそうなコンパクトでシンプルな院内ですが、待合室には絵本が置いてありました。おそらく親子連れの方も来るのでしょう。外からはわかりませんでしたが、奥に長いつくりとなっており、更衣室と休憩室があるのもわかりました。

私たちは診察室に通されると、早速名刺を渡しました。

横山「小島先生、本日はお時間とってくださりありがとうございます。横山と申します」

鈴木「お電話でお話しさせていただいた鈴木と申します。本日はどうぞよろしくお願いいたします」

小島「はい、よろしく」

鈴木「小島先生、早速ですがご紹介させていただきます。K市内にお住まいの梅原悠子さんです」

U子「梅原と申します。本日はありがとうございます」

と言い終わらないうちに小島先生はいきなり話し始めました。

小島「来てくれるのはありがたいけどさ、うちだと物足りないかもしれないよ？　鈴木さんには電話で言ったけど、うちは採血もほとんどしないから、手技もないよ。来るのはこの辺の近所のおじいちゃん、おばあちゃんの同級生外来だよ。たまに親子連れも来るけどそこまで忙しくないよ」

おお、鈴木さんが言ってたのはこういうことなのね。私は心の中でウンウンなるほど、とうなずきながら先生のお話を聞きます。

小島「梅原さんって言ったっけ？　あなたなら、どこの病院でも訪看でも欲しがるんじゃないの？　給与だって大した額は出せないよ。わざわざうちみたいなところに来なくたって……」

するとU子さんは、はっきりと小島先生に向かってこう伝えました。

U子「たしかに、ほかでも働けるかもしれません。だけど私は子育てと仕事の両方をやりたいんです。子どもはまだ3歳ですが、この先もずっとここで暮らしていくつもりでいます。なので、ここの地域の医療に貢献したいという思いもあります」

小島「そうなんだ。だけど僕は今、62歳だからさ。頑張ってもあと10年くらいしかやらないけどいい？　それだと次の病院また探さなきゃいけないかもよ」

ぐっ。

く、癖つよーい！　そんなこと言わなくてもいいのにー!!

思わず私はそう叫びそうになりましたがそれをこらえ、助け舟を出しました。

横山「小島先生、先々のことまで考えてくださりありがとうございます。梅原さんのキャリアからしたらたしかに先生がそう思われるのもわかります。でもじつは梅原さん、以前に一度こちらの医院にかかられたことがあるそうなんです。〝ここの医院の募集ありませんかね〟って言ってきたのは梅原さんのほうからなんですよ」

小島「えっ、そうなの？」

U子さんは、小さく「はい……」と答えると、小島先生もそれ以上は重ねて聞いてきませんでした。

小島「……うちは、日曜日は休み、土曜はお昼まで、平日は5時半までだけど大体6時くらいまでかかるよ。まあでもそこまで忙しくなることはないから、5時過ぎで帰ってかまわないよ」おもむろに小島先生は話し始めました。

横山・鈴木「本当ですか」

声がそろってしまった私たちを横目にU子さんがさらに質問します。

U子「あの、子どもの熱とかそういったときのお休みは……」

小島「あぁ、そういうのもいいよいいよ、休んでもらって。もともと看護師はいなかったんだから、何とでもなるし」

ややトゲはありますが、決して意地悪で言っているわけではなさそうです。

小島「受付と看護助手さんの2人にわからないところがあれば聞いてくれればいいから」

U子「先生……、ありがとうございます!」

小島「そうはいってもあれだろ? ほかにも検討しているところがあるんだろうから、返事はそっちのいいときに頂戴よ。うちはいつ来てもらってもいいから」

さすが、ドクターだけあってこちらの状況を先回りしてくださっています。その配慮がこの医院の心地よさを生んでいるんだろうな、私はそう思いました。

横山「小島先生、本当にありがとうございます。持ち帰って検討させていただきます。また改めてご連絡させてください」

はいはい、どうもね。黒縁眼鏡をかけた小島先生は、そう言うと院内の奥へと立ち去っていきました。

診療開始時間10分前。私たちは受付の方と看護助手の方にも丁寧にご挨拶をし、その場をあとにしました。すでに待合室には、何人かの高齢患者さんが座り、楽しそうにおしゃべりをしていました。地域密着型の医院として歩まれてきたのはたしかなようです。あとは、U子さんが小島先生のキャラクターをどう感じるか……。それはあとで聞くとして、私たちはもう1軒の整形外科クリニックへ向かうことにしました。

＊＊＊

横山「U子さん、お疲れさまでした」

2軒の訪問を終え、私たちは駅前の喫茶店に入り、お茶にすることにしました。2軒目に訪れた整形外科クリニックは、駅前のビルの2階にありました。小島医院とは違い、規模も大きく、ナース、看護助手、受付、理学療法士さんなど、スタッフは15名ほどいるといいます。

医師に訪ねると「若い患者さんも多く、活気がある」とのこと。「優秀なナースさんならぜひ来てほしい」というオファーとともに、時短勤務も可能で院内にはママさんナースもいること、働きやすい環境を備えていることもわかりました。

鈴木「U子さん、どうでしたか？　2軒まわってみて」

U子「どちらのクリニックも特徴がそれぞれ違っていて、面白かったです」

鈴木「それでU子さん的には今、どちらのほうにお気持ち傾いてます……？」

待ちきれないといった感じで鈴木さんが聞きました。

U子「結構半分半分かな、って感じなんですけど、どちらかと言えば小島医院さんかな……」

私が予想していた通りでした。

鈴木「どのあたりが良さそうでした？」

U子「うーん、なんか整形外科クリニックさんは、先生もスタッフさんもみんな若いし、エネルギッシュって感じじゃないですか。全然状況は違いますけど、エネルギーの高さは前いたところと似ているなと思ったんですよ」

私も鈴木さんも黙ってうなずきます。

U子「だけど、小島医院さんのほうは、根っからの地域密着！っていう感じがして、一人一人ゆったりと診療されているのかなぁって」

鈴木「たしかにそんな感じでしたよね」

U子「私、考えてみるとああいう環境にいたことがなかったなぁって。だから、純粋に町の医院で働くことに興味がありますね」

鈴木「そうなんですね……！」

それに、とU子さんは付け加えます。

U子「割と、あのズバズバ思ったことを言ってしまう先生の性格、嫌いじゃないんですよ（笑）。なんかこの辺の地域の人たち、ああいう感じなんです（笑）」

私や鈴木さんからすると、「キャラクターが濃いな」「合わせるのが大変そう」と思ってしまうものの、結婚してこの辺の地域性になじんでいるU子さんからしたらそっちのほうがむしろ「自然」に思えたのかもしれません。

横山「それに働く条件面からいっても、実は整形外科クリニックさんより小島医院さんのほうが良いかもしれないし、ね」

鈴木「どういうことですか？」

横山「整形外科クリニックさんは、子育て中のママさんナースが何人もいらっしゃる、って言ってたわよね」

鈴木「ええ、そうでしたよね」

横山「年代的にも近いママさん、お子さんがいる職場だとたしかに話が合ったり、同じ悩みを共有したりするメリットもあるんだけど、その半面同じ条件で働くからどうしても〝条件の取り合い〟になっちゃうのよね。いわば見えないデメリットがあるの」

U子「あっ、そうか……時短勤務したいのはみんな同じですもんね」

横山「そう。それにあそこのクリニックは駅前で仕事帰りの患者さんが来るから、早くは終われない。たぶん帰宅するのは夜の8時過ぎとかになっちゃうはず」

鈴木「たしかに」

横山「だから、あそこのクリニックさんはそういうのを見越して、〝週2回まで時短勤務可〟って決まりがあったはず。そのほかの曜日はご家族なりベビーシッターさんなりを使って、お迎えに行ってくださいってことなのよ。でも仕方ないの。公平性を期すために必要なことなのよね」

鈴木「なるほど……」

横山「でも小島医院さんはそういったこともない。だから、子育てをしながら働くのには適しているのかなって。それにU子さん、おそらくもう気持ちは固まってますよね……？　どうでしょう、小島先生のところにお願いします、と言ってみましょうか」

U子「はい、今日帰ったら夫にも今日のこと話してみます。それでまた正式にお返事させてください」

横山「わかりました！　ご連絡お待ちしていますね」

＊＊＊

鈴木「横山さん、U子さんの件、決まりそうですね」

オフィスに戻る帰りの電車の中、鈴木さんは外を見ながらそう言いました。

鈴木「私は条件からしたら、絶対整形外科クリニックのほうがU子さんに合っているのかな？　って思ってたんですよ。周りにママさんナースもいるから、同じ境遇で話もきっとしやすいだろうし」

横山「うん、そうね」

鈴木「だけど、U子さんはそれよりも小島医院さんに決まりそうですよね。ちょっとびっくりしました」

横山「うん、そうよね。鈴木さんはどう思った？」

鈴木「だって待遇面とか、人間関係とかでいったら、整形外科クリニックさんのほうが良さそうじゃないですか。院内もきれいだし」

横山「たしかに、駅前のクリニックだけあって内装もきれいだったもんね」

鈴木「だけど、U子さんは小島医院さんのほうがいいっておっしゃってたので、そっか、条件だけで働く場所を決めるわけじゃないんだなぁって。前にもこういうナースさんはいたと思うんですけど、なんかU子さんを見て改めてそう感じちゃいました」

自分の本音をきちんと伝えられる。ここが鈴木さんのいいところでもあるのです。

横山「私たちから見たら、〝こっちのほうがよくない？〟と思えるクリニックでも、本人の意思とか、直観とか、〝ここで働きたい〟という強い気持ちってそれにも勝るわよね。でもそれって、婚活も同じなのかなーって」

鈴木「どういうことですか？」

横山「例えば年収が高いAさんと、年収が低いBさんとで、こちらからしたらAさんのほうがいいんじゃない？って思ってしまうけど、Bさんにその人を惹きつける魅力があれば、どんなにAさんをプッシュしてもやっぱりBさんを選ぶじゃない」

鈴木「ああ、たしかにそうですよね。当たり前だけど、人を選ぶときって条件だけじゃないですもんね」

横山「うん。それと勤務先を選ぶのも似ているよね。だから私たちは、選択肢を提示して、最大限サポートすることしかできない。そこから先はご本人が決めることだもんね」

窓の外を見ていた鈴木さんは私のほうを見てしっかりうなずきました。

横山「だから婚活も、転職も、サポートすることに面白さがあると私は思ってる。いろんな価値観とか考え方を知ると、〝そうなんだ〜〟って発見も多いしね！　それになかなか決まらなかったりすればするほど〝絶対この人にあった勤務先を見つけてみせる〟って思うしね……！」

そう言うと鈴木さんは、苦笑しながら

鈴木「横山さんって……本当に仕事が好きなんだなって感じます。私も好きですけど、大変そうなことも〝楽しい〟って言えちゃうヤバい精神もあるし……」

横山「えーーーそうかな、鈴木さんも同じだと思うけど!?（笑）」

そんなことを言いながら私たちは帰路についたのです。

それから3日後、U子さんから「小島医院さんへの入職を希望します」という正式な連絡がありました。

1か月後。

U子さんから、「面談のときに話してくれた通り、5時過ぎには退社できている」との報告を受けました。それどころか「最初からそんなに頑張らなくていい、徐々に慣れていけばいいから」と院長からアドバイスも受けたのだそうです。

U子「横山さん、本当にありがとうございました。私、ここで一生懸命頑張ります！」

その声は明るく、活発そのもの。いきいきとした生活を送っていることが目に浮かぶようでした。

＊＊＊

『ナースのとも』は、順調に受け入れ先を増やしていきました。しかし、その半面求人数を充実させられないことが課題だったのです。

横山「これまで2人体制でやってきたけど、やっぱり2人だけで病院側に問い合わせを行うのも限界があるのよね……」

病院は一般企業と違い、採用選任の人がいないケースも多いため、問い合わせできる時間帯が限られています。それに加えて、各求職者に個別の対応もしなければなりません。求人獲得も、求職者対応もという状況に限界を感じていたのは、私だけではありませんでした。

鈴木「もしかしたらこのあたりでＲＡ（リクルーティングアドバイザー）さんの導入を考えてもいいかもしれませんね」

横山「そうよね。私も同じことを考えてた。やっぱり採用しようかな」

ちなみにＲＡとは求職者対応は行わずに採用側のニーズをヒアリングする人のこと

です。

彼らは病院の現状や特性、さらには課題を正確に把握しているいわばスペシャリストなのです。ＲＡさんの採用はとんとん拍子に決まり、ナースのともは、新たに１名の女性ＲＡさんが加わり、３名体制となりました。

高梨「これからお世話になります、高梨です。どうぞよろしくお願いいたします！」

以前は大手転職サイトでＲＡとＣＡ（キャリアアドバイザー）の両方を経験してきた高梨さん。彼女の加入によって、病院やクリニックの求人獲得を専属でお任せできるようになり、日に日に求人票は増えていったのです。

看護師は離職が多い

心身の負担が大きいため離職が多いことや結婚後同じように働くのは困難なことがわかる。

■退職理由（看護経験あり、未就業または看護職以外で就業中の求職者）※複数回答

	全体 %（人数）	20代 %（人数）	30代 %（人数）	40代 %（人数）	50代 %（人数）
1位	結婚 11.6（7,494）	結婚 13.1（952）	結婚 15.7（2,250）	子育て 16.1（2,940）	親族の健康・介護 12.7（1,942）
2位	子育て 10.5（6,807）	転居 12.7（927）	妊娠・出産 15.2（2,189）	結婚 13.0（2,376）	自分の健康（主に身体的理由） 10.4（1,595）
3位	転居 9.1（5,898）	看護職の他の職場への興味 11.5（838）	子育て 14.5（2,083）	妊娠・出産 11.9（2,163）	結婚 10.4（1,584）
4位	妊娠・出産 8.8（5,660）	自分の健康（主に精神的理由） 8.9（647）	転居 13.1（1,877）	転居 8.5（1,559）	子育て 9.0（1,369）
5位	自分の健康（主に身体的理由） 7.4（4,763）	夜勤の負担が大きい 7.8（571）	配偶者の転勤 9.9（1,417）	看護職の他の職場への興味 7.5（1,375）	転居 7.6（1,162）

〈参考〉厚生労働省 看護師等（看護職員）の確保を巡る状況
https://www.mhlw.go.jp/content/11601000/001140978.pdf

■看護師の人材紹介会社の利用状況

利用した採用方法（複数回答） 単位:% 総数（N= 964）	医師	看護師・准看護師
民間職業紹介事業者	55.8	78.7
公共職業安定所	4.7	81.5
ナースセンター	0.0	46.9
社会福祉協議会	0.1	2.0
インターネットやSNSの求人情報サイト掲載	17.6	43.8
求人情報誌掲載	3.0	22.8
新聞広告掲載	0.9	14.2
特別の法人等（地方公共団体、商工会議所等）	1.8	1.9
学校等（大学、看護学校、専門学校等）	6.2	45.0
直接募集	29.9	58.4
縁故	18.0	30.3
その他	2.6	3.9

〈参考〉厚生労働省 医療・介護分野における職業紹介事業に関するアンケート調査
https://www.mhlw.go.jp/content/11650000/000579094.pdf

看護師人材紹介会社の需要

看護師の求人はハローワークよりも民間職業紹介事業者で求人数が多い。

■各媒体における職種別掲載求人数(2018年度)

ハローワーク

職業分類	求人数
介護サービスの職業	921,406
商品販売の職業	800,378
一般事務職の業	747,320

民間職業紹介事業者

職業分類	求人数
保健師・助産師・看護師	836,383
介護サービスの職業	676,186
営業の職業	600,010

〈参考〉厚生労働省 労働市場における雇用仲介の現状について
https://www.mhlw.go.jp/content/12401000/000714591.pdf

人材紹介会社はどんなサポートをしてくれるの?

転職・アルバイト・派遣など、サービス区分にもよるが以下のサポートが受けられる。
・履歴書をWebで簡単に作成
・職場環境についての詳しい話が聞ける
・履歴書の添削、面接の練習をしてもらえる
・応募手続きや条件交渉

■良い人材紹介会社の選び方

医療業界での転職は特化型の人材紹介会社を使うと効率的!

■横山から一言

上記の各媒体における職種別掲載求人数において、ハローワークの看護師求人数は約40万件となっており、民間職業紹介事業者が保有する求人の半分程度である。民間においては、職種別求人数を見ても、保健師・助産師・看護師の求人数が最も多い。看護師採用については、民間の人材紹介事業者を利用することが雇用側・求人側、双方にとってメリットが大きいという現状が見て取れる。看護師の勤務先は多種多様なためプロによるサポートが有益だと考えられる。

第3章

本当の自分の長所を知ることが転職成功のコツ

完璧主義ナース・T子の転職ストーリー

T子 35歳

救命救急センター→訪問看護ステーション

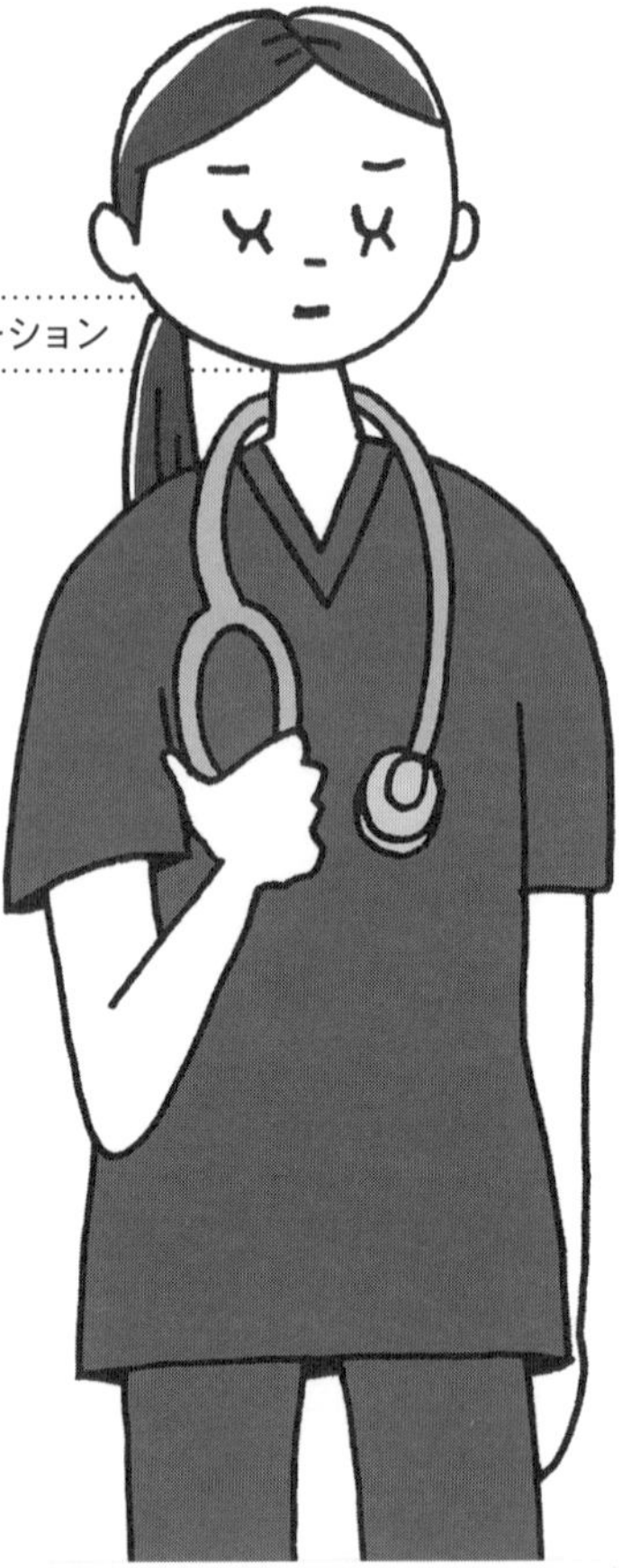

〈転職のきっかけ〉

同僚との人間関係の悪化

抑うつ症状の悪化

〈決め手〉

ルーティン業務をゆっくり確実にこなせる

自分の性格に業務があっている

〈横山から一言〉

一般社団法人全国訪問看護事業協会が実施した訪問看護ステーション数調査によると、訪問看護ステーション数は2012年の6298か所から2022年には14304か所と10年で2.3倍に増加。自宅等で看護を受ける患者が増加している。

横山「T子さん、こんにちは。お久しぶりです！」

私は元気よく挨拶をしました。今週最後となる転職相談の方は、4年前に成婚退会していったT子さん。だから私は今日、会うのをとても楽しみにしていたのです。

鈴木「T子さん、はじめまして。横山と一緒に『ナースのとも』を運営している鈴木と申します」

T子「横山さん、お久しぶりですね。鈴木さん、はじめまして。どうぞよろしくお願いいたします」

……？

そう返されて私はT子さんの覇気のない、やや無気力な様子が気にかかりました。記憶の中のT子さんは、はきはきと積極的で自分にも自信があるタイプ。たしか成婚のときも、「自分からプロポーズしちゃいました！」とあっけらかんに言うようなポジティブな人だったからです。

成婚退会、といういわば人生でもっとも輝く最高に幸せなときの姿を見ているせいか、目の前にいるT子さんがまるで別人に見えました。通常なら、すぐに転職相談に移るところですが、T子さんはうつむき加減で私や鈴木さんと目を合わせてもくれません。

うーん、どうしたのかしら……。私と鈴木さんは顔を見合わせました。どうしたものか、私が口を開きかけようとしたとき、T子さんは話し始めました。

T子「じつは私、今仕事をお休みしているんです」

T子さんはその一言でさえもやっとのことで口に出した、という様子でした。

横山「たしか、救命救急センターでナースをやっていたんですよね」

鈴木「救急ナースって、いわば花形みたいなところじゃないですか」

鈴木さんがそう言うと、全然そんなことないんです、とT子さんは首を振ります。もともと大学病院で外科のナースとしてバリバリ働いていたT子さん。体力的にも精神的にも強くなければ外科のナースは勤まりませんが、それらを見事にこなした後、経験をかわれて転職したのが救命救急センターだったのです。

結婚を機に、引っ越しをしたものの「私はもう少しバリバリ働きたい」という希望があり、それを夫も了承。「キャリアも家庭も両立するんだ」と意気込んでいたのに……。しかもT子さんは優秀なナースというお墨付きもありました。それがこんな風になってしまうなんて……私にはにわかに信じられなかったのです。

横山「T子さん、たしかお住まいはN県でしたよね。私はそちらの地域にあまりくわしくないもので……今のお仕事について、教えてもらえますか」

T子さんのお住まいは地方都市と聞いていましたが、実際の現場がどうなっているのか私にはわからなかったのです。

T子「うちの地域は救急をやっている病院が3つほどあるんですが、人手不足で基本的に救急を十分に受け入れられないんですよ。で、その中でうちは〝救急車を断らない〟ことを売りにしているんです。だから、とにかく電話もひっきりなしで」

横山「それは……もちろん地域住民にとってはなくてはならないライフラインですが、大変な職場ですよね」

T子さんはひとつ咳をして、とんとんと胸のあたりをたたきました。そうやって自分自身を落ち着けようとしているのかもしれません。

T子「……はい、そうなんです。忙しいだけじゃなくて、いろんな人が来ます。若い世代の方は事故や自殺、高齢者の方は病気で運ばれてくることが多くて……。そうやって1日に何件も何十件も来ると、その場で優先順位をつけて、テキパキと患者さんに対応しなくてはなりません」

鈴木「そうですよね」

T子「それが私にとって重荷になっていたのかもしれません」

横山「重荷……というと？」

T子「ナースなのにこんなことを言うのって変かもしれないんですけど。救急って誰がどんな状態で運ばれてくるかわからないじゃないですか。しかも2時間前までは元気だった人が急に亡くなったりする。お年寄りも若い人も、です。だけど次々に患者さんは運ばれてくる。悲しいとか残念とかそんなことにひたってる暇は1秒もないんです。心をマヒさせなきゃとてもやっていけません」

本当につらそうに話す、T子さん。意外でした。T子さんはそういうこともきちんと整理したうえで、バリバリ仕事をこなしているイメージがあったからです。本当はとても繊細な人なのかも……。

T子「しかも、処置などの判断はドクターの指示を待たなくてはいけません。それなのに、ドクターがほかの手術に入ってしまっていたりすると、聞くにも聞けない。でも患者さんは待っている。そして先輩ナースからは〝何やってるの！〟〝どうしてこんなこともできないの！〟と言われる、舌打ちされる……」

思っている以上に救急は過酷な職場なのだな、と実感する私と鈴木さん。知らず知らずのうちに私たちは口数が少なくなっていました。

T子「仕事ができてないな、というのは十分わかってます。だけど怒鳴られたりすると、なんだかいじめられてるような気分になってしまって……」

横山「そう感じ続けながらお仕事するのってすごくきついですよね」

でもわかってるんです、とT子さんは続けます。

T子「ああ動けてないなって。実際、どれからやればいいかわからなくて一瞬フリーズしてしまうときもあるし。でも、先輩ナースから〝そっちはいいからこっち手伝ってよ！〟〝そんなの後回しでいいでしょう！　何やってるの！〟って言われるとそのたびに落ち込んで……自分の判断はあってないようなものなんです」

ナースはたしかにドクターの指示を受けて動くのが基本ですが、それに加えて先輩たちからさまざまな指示をされ続けたらたしかに参ってしまうでしょう……。

T子「私、自分が積み上げてきたキャリアに少しは自信を持っていたんです。だけど今は……正直もう疲れちゃいました。人間関係もきつすぎるし。もうどうしたらいいのかわからないんです……」

最後のほうは聞き取れないほど小さな声で話すT子さん。そんなことになっていたなんて……。私は驚きながらも、質問しました。

横山「それで、今日転職相談に来てくださったんですよね。お見受けしたところ、かなりお疲れもあるようですし……まずはゆっくりお休みになるのはいかがですか？

アルバイトなどもご提案できますよ」

ご自身が転職したい、と思っていても私はその方の状況によって転職をおすすめしないこともあります。やはり気持ちが落ち込んでいるときやネガティブなときは、判断を誤ってしまうことがあるからです。

鈴木さんもきっと同意見なのでしょう。黙って私の提案に耳を傾けてくれました。

横山「お気持ちが少し落ち着いたら改めて転職活動をする、ということもできますし」

と私は続けました。弱った心身を癒すのが先だと感じたからです。

しかし、T子さんの反応は私たちが予想していたものとは違いました。

それまで弱々しいお話を続けていたにもかかわらず、

T子「横山さん、私、それでもナースという仕事が好きなんです。だから、新天地で正社員として責任を持って働きたい。それに、実は家庭の事情もあってしっかり稼がないといけないんです。だけど、どうやって探せばいいか、自分に合う仕事って何か、わからなくなってしまったんです。一生懸命やってきたのに。私は悪くないのに……」

と本音を打ち明けてくれました。

私が思うに、それまでご自身の希望通りにキャリアを積み上げてきたナースにこそ、こうした症状が見られると思っています。Ｔ子さんの「働きたい」という気持ちはもちろん応援したい。でも私は、その前にまずやることがある、と感じました。そこで、こんな提案をしたのです。

横山「Ｔ子さん、わかりました。Ｔ子さんのご希望を今日はお聞きするのと、もうひとつ、やってもらいたいことがあります」

Ｔ子「はい、なんでしょうか……？」

私は１枚のシートを差し出しました。

横山「これは、自己分析シートです。といっても、難しく考えないで気軽な気持ちで受けてください。全部で40問あります。ご自身の性格の傾向を見るためのもので、ほかの方に見せたりということもありません」

Ｔ子「わかりました。やってみればいいんですね」

横山「はい、よろしくお願いします！」

＊＊＊

鈴木「T子さん、結構思い詰めてる様子でしたけど、〝働きたい〟っていう気持ちは誰よりも強いって感じでしたね」

T子さんが帰るのを見送ってから、私たちはT子さんの自己分析シートを眺め、今後の作戦を練っていました。

横山「芯の強い人なのね。だけど、予想外なことが起きたりすると、芯が強い分ぽきっと折れちゃう。そこからの回復にもしかしたら時間がかかるかもしれないわね」

鈴木「T子さん、転職希望の条件として、①長く勤められるところ　②女性ばかりの職場でないところ　③救命救急センター以外が挙がってます」

横山「それはどちらかというと消去法で決めました、って感じよね」

鈴木「そうですね……これだとあまりにも対象範囲が広すぎてしまうし」

ううん、どうすればいいのかな……。そうつぶやく鈴木さんは、「何とかしてあげたい」とはやる気持ちをおさえられないようでした。

横山「ねぇ鈴木さん」

鈴木「はい」

横山「このT子さんの案件、メインは鈴木さんにお任せしてもいい？　私はサイドからもちろん援護するから。ぜひやってみてほしいの」

鈴木「ええ……だってもともと横山さんに話を聞いてもらいたい、って来たんですよね、T子さん。私でいいんですか？」

私はたたみかけるようにこう伝えました。

横山「もちろん。ぜひやってみてほしいの」

それから……と私はこう付け加えました。

横山「今回の転職相談のポイントは2つあると思っているの。1つは、T子さんご自身に〝自分の本音、本質〟と向きあって転職活動をしてもらうこと。そしてもう1つは、〝自分から〟勤務先を選ぶというメンタルにまで持っていくこと。それは、T子さんらしさを引き出す、ということにつながるから」

転職は、結婚や妊娠、引っ越しといったポジティブな理由だけで考えるものではありません。むしろネガティブな理由で転職する方が一般的には多いはず。鈴木さんにもぜひ、こうした転職サポートの経験を積んでほしかったのです。

横山「さっき、T子さんに自己分析シートをやってもらったじゃない？　あの結果をもとに、一回T子さんにセルフイメージをヒアリングしてみてほしいの」

鈴木「え、もう一回インタビューするってことですか？」

自己分析シートをやったのに、なぜ？　と思ったのか、鈴木さんの声は疑問を含んでいました。

横山「うん、そうよ。さっきのシート、どんな結果になってる？」

鈴木「えーっと、〝慎重に物事を進める〟〝計画性のある人〟って出てますね」

横山「そうよね、そしたらその結果は伏せて、来週改めて自己認識をインタビューしてみてくれる？　ギャップに気づくと思うから」

きっと鈴木さんなら、私が何に気づいてほしいのかわかるはず。そう思って私は、話を切り上げ、鈴木さんとともに事務所をあとにしました。

＊＊＊

鈴木「横山さん、いまちょっといいですか？」

横山「うん、大丈夫～何かな？」

鈴木「今日これからT子さんのヒアリングで、質問事項をいくつか考えてみたので見てほしいんですけど……」

きちんと準備をしてのぞむあたり、当然といえば当然なんだけど、私はこういう細かなところの過程にしっかりしている人をとくに信頼しているのです。

横山「うんうん、あなたの長所はどんなところですか、あなたの短所を教えてくださ い……これまで、仕事で印象に残っていることはなんですか、苦労したことはなんですか……」

回答しやすいように質問の順番もきちんと考えられているし、問題なさそうです。

横山「うん、これで大丈夫そうね。T子さんも答えやすいと思う」

鈴木「そうですか、よかった」
　ほっとした様子を見せた鈴木さんに私はひとつだけアドバイスをしました。
横山「鈴木さん、もうひとつだけ質問を追加してもらいたいんだけど」
鈴木「はい、どんな質問ですか？」
横山「最後に〝幼い頃どんな子どもでしたか〟って聞いてみてもらいたいの」
鈴木「子どもの頃……」
　じつはこの質問、結婚相談所でもしている質問なのです。
横山「人ってね、子どもの頃の性格がじつはその人を一番表している、ってこともあるの。例えば、〝すごく社交的な性格です〟ってその人が答えたとしても、幼い頃の性格を聞いたら〝一人でずっと本を読むような子どもでした〟っていうことであれば、もともとは大人しい性格をどこかで変えた、ということもわかるし、本当は一人でもくもくと作業するのも得意なのかもしれないわね」
鈴木「なるほど……」
　一生懸命メモをとる鈴木さんに向かって私はインタビュアーの口調でこう聞きました。

横山「それじゃあ鈴木さん。あなたは幼い頃どんなお子さんでしたか？」

鈴木「結構几帳面だったと思います。折り紙を折るときとか、ピシッと折り目があってないと嫌な子どもでした」

横山「なるほど、それは今の鈴木さんを見ててもわかるわ……！」

整然として無駄なものが置かれていない鈴木さんのデスク。ご丁寧に付箋も形と色で分けられていて、欲しいものが一目でわかります。それに比べて私のデスクは……。私がそう思ったのを察したのか、ＲＡの高梨さんも雑然とした机を見てきます。

鈴木「横山さん、少しデスクのうえ片づけたほうがいいんじゃないですか……？」

横山「やっぱり？」

＊＊＊

数日後、私はある先生とオンライン電話で話そうとしていました。それは昔お世話になっていた、「老年内科」の佐藤先生です。じつは求職者の方が訪問診療に転職したいケースが増えてきました。しかも、最近認定看護師の資格を持っている方が「訪問看護や訪問診療に行きたい」というのです。

訪問診療に関しては、私も経験がなく、現場の様子も詳しくはわかりません。しかも訪問診療は、高齢者向けだけではなく、精神疾患、障がい者、お子さん向けなどカテゴリが分かれているのです。「これは一度、きちんと専門家に話を聞いたほうがいいな」と思っていたのです。

横山「佐藤先生！　お久しぶりです。横山です」

秘書の方につないでいただき、私は3年ぶりに佐藤先生のお顔を拝見することができました。

佐藤「あ～横山さん、久しぶりだね、うん。元気そうだね、うん」

横山「先生、医局長になられたとお伺いしました。おめでとうございます」

佐藤「いやいや、よく知ってるね横山さん。ありがとう、うん。そういえばね、菊池先生も頑張っていますよ。たしかお知り合いでしたよね」

すっかり忘れていたのですが、ここの病院で私の元交際相手であり、相談所の会員でもあった菊池も勤務を始めたのでした。こういうカウンターパンチを出してくるのが佐藤先生だったわ……と私は笑みをつくりながらこうお返事しました。

横山「佐藤先生、ご存じだったのですね。菊池先生、この春に看護師の方とご結婚されたので、仕事にもより力が入っているんじゃないですかね」

佐藤「ああ、そうでしたね」

＊＊＊

菊池「もう知ってると思うけどさ、俺結婚決まったよ」

3年に及ぶ長い婚活の末、菊池はとうとうこの春、結婚が決まりました。親との関係性や親に対する気持ちをひとつずつ整理していく作業は、仕事のかたわら大きなエネルギーを要したはずです。でも、そうやっていくうちに私以外の人間にも心を開いていったのでしょう。

いくつかのお見合いや仮交際を経て、パートナーに選んだのが、6歳年下の病棟ナースさんでした。私も一度オンラインでお話しさせていただいたのですが、とても穏やかで笑顔が素敵な女性だったのを覚えています。

この菊池の婚活話はまた別の機会にすることにして、私は佐藤先生にメールで事前に送ってあった質問事項について、お話を伺いました。

訪問看護と訪問診療の違いについて、訪問看護の具体的な仕事内容について。またどこの訪問看護ステーションなら勉強になりそうか……。やっぱり佐藤先生にお時間をとってもらったよかったわ。全然知らないことだらけだったのですから。

横山「なるほど、そうなんですね……。勉強になります。今ちょうど、認定看護師さんでどこの訪問看護に行こうか悩まれている方がいるので、とても参考になりました」

そう言うと佐藤先生は画面越しでにっこり笑いながらさらにこんなことを教えてくださいました。

佐藤「横山さん、訪問看護でも痛みのケアというのは重要になってくると思うんですがね、我々老年内科、とくに緩和ケアでは患者さんの痛みを4つに分類するんですよ」

横山「4つに……ですか？」

佐藤「ええ、具体的には身体的・精神的・社会的・霊的（スピリチュアル）の4つでみていくんです。知っていましたか？」

いいえ、と私が首を横に振ると

佐藤「訪問看護も訪問診療も、病院での診療と違って、患者さんの家に入って治療や日常生活のサポートをしていきますよね。中には老年期を迎えて、さまざまなものを失っていく患者さんもいるでしょう。それを我々は〝トータルペイン〟として捉えるんです。その中に身体的・精神的・社会的・霊的（スピリチュアル）が存在します」

横山「そうなんですね……」

佐藤「その存在を意識しておくと、患者さんと接しているうちに患者さんが4つの分類の中で何を一番重んじているか、わかるようになります」

横山「おっしゃるように訪問看護においても、患者さんを看るうえでその4つの分類は大事になりそうですよね」

佐藤「ええ。具体的に、身体的というのは、病気を持っているか、既往歴はあるか、現在の体の状態はどうか、ということです。精神的、というのはその方が持つ価値観や、性格という部分ですね」

私はメモを取りながら先生の話に耳を傾けます。

佐藤「それから、社会的、というのは大きく分けて2つのポイントでみます。1つは人とのつながり。すなわち家族背景や、ご近所づきあいはどうか。子どもがいるか、いないか。そしてもう1つは、金銭的な余裕があるかどうか。時間的な余裕があるかどうかも含まれますね、うん」

横山「社会的にどんなものに所属してきたか、会社なのか、あるいは個人事業主なのか、そういったことも含まれますか？」

佐藤「そうですね、含まれると思います。そして最後、霊的というのは宗教観や哲学といった部分です。その方が何を信仰しているのか、いないのか。あるいは哲学的なことを考えることが好きかどうかも関係してきますね」

そのうえでね、と佐藤先生はさらに続けました。

佐藤「看護師が働くときに一番大事なのは、自分の死生観と訪問看護ステーションの死生観が合うことです。例えば、延命治療はしないで、自然に亡くなるのを待つ、というのであればそういうところを。反対に〝救命するのに命をかけたい〟というのであれば、そういうところを選ぶこと。そうしないと、ご自身がつらくなってしまう」
私は黙って佐藤先生の話に耳を傾けていました。

佐藤「ここからは私個人の意見だけどね。年を取ってきたからか、やっぱり過剰医療には疑問を持つことが多くなってきたんですよ。最先端の医療、手術、それもいいけどね。だけどやっぱり人って生き物でしょう。その生き物が老いていったり、病気になることは当たり前のことで、それを完全に元に戻すことはできない。それよりも、その人らしく生きて、死んでいくのが自然なんじゃないのかねって」
ああ、これは余談でしたね、と先生は笑いましたが、私は何か大事なことを教えてもらった気がしました。

横山「佐藤先生、貴重なお話をありがとうございます。本当に。私なりにそこも考えてみます」
佐藤「そうだね、ところで……もうひとつ、メールに書いてあったことだけど」
横山「はい……」

＊＊＊

じつは、佐藤先生にもうひとつ、相談していたことがあったのです。『ナースのとも』と提携してくれる看護師の人材紹介会社をご紹介いただけませんか」ということです。

ありがたいことに、『ナースのとも』は、広告宣伝をしていないのに、新規の相談者数が月平均10人ずつ増えている状況でした。ナースの方に転職が多いのは知っていたけれど、まさかこんなにとは……。口コミが口コミを呼び、「横山さん指名で」ということも増えていたのです。

求職者の対応だけでなく、受け入れ先をさらに探すため、条件に当てはまる求人をしらみつぶしに探すローラー作戦を決行するも、圧倒的なマンパワー不足も痛感していました。数か月前に高梨さんを入れたばかりでしたが、さらに人員追加をしたいと思っていたのです。求人もかけていましたが、反応は今一つ。そのとき、佐藤先生が医療業界に幅広い人脈を持っていることを思い出したのです。

佐藤「うまくいくかわからないけれど、人材紹介会社を経営している医師がいるから、その人を紹介するよ。あとで私からその人にも横山さんのこと伝えておくから。〝優秀な看護師で経営者です〟っていって」

横山「先生……！　過分なご紹介で恐縮ですが（笑）……、本当にありがとうございます」

うまくいくかもしれない……。私の胸は高鳴っていました。

佐藤「安藤先生って言ってね、すごいやり手だけど、気さくないい先生だよ」

先生、そろそろ……という秘書の方の声が聞こえたので、私は改めて佐藤先生にこう伝えました。

横山「佐藤先生、今日は本当にありがとうございました。訪問看護ステーションと、それから安藤先生に連絡をとってみます」

佐藤「うん、そうしてみて。横山さん、本当に応援してるから、頑張りなさいよ。またこっちに来るときがあったら食事でもしましょうよ。菊池先生も呼んで」

菊池は余計だわ！　と心の中でツッコミを入れながら、私はすぐに安藤先生にメールを打つことにしました。

＊＊＊

鈴木「横山さん、T子さんの面談終わりました」
私に声をかけてきたのはちょうど私が安藤先生にメールを打ち終えたときでした。
横山「鈴木さん、ヒアリングどうだった？　……って、ふふ……その様子だったら、きっとうまくいったのね」
はい！といって、鈴木さんはT子さんの面談の内容を詳しく教えてくれました。
鈴木「T子さん、お話を詳しく聞いてみると〝自分はこうでなければならない〟っていう理想に縛られていたんです」
横山「うんうん」
鈴木「ご自身の長所は、物事をスピーディーに進めて、メンタルが強いところ。何事にも粘り強く取り組むところ、っておっしゃるんですが、〝でもすごく疲れてしまうんです〟というんですよ」
うんうん、私の見立てと大体あっている、とは言わずに鈴木さんの次の言葉を待ちました。

鈴木「前の面談ではお話しされなかったのですが、救急をやっているときは、お休みのときはぐったりしてしまって、いつも以上に疲れてしまったっていうんです。で、短所をお伺いすると、〝すごい心配性で新しいことができない、優柔不断なところ〟っておっしゃるんです。なのでお仕事でどんなことをされてきたか、いろいろ伺ったんですけど、彼女外科病棟で、入退院の患者さんのケアとか、バイタルサインのチェックとか、そういうことはかなりきちんとできてたみたいです。周りから〝完璧主義〟と言われたりすることもあったんだとか」

病棟は受け持ちが決められているため、やらなければならないことがある程度決まっています。その枠の中できちんと仕事をこなすのが向いていたのでしょう。

鈴木「それで最後に、〝お子さんのときどんな子どもでした？〟って聞いたんですすけど……」

横山「彼女、なんだって？」

鈴木「手のかからない子、って言われていたみたいです。まじめな性格で学級委員とかも何度かやったことがあるんだそうです」

横山「なるほど……」

鈴木「宿題や提出物を締め切り通りに出すだけじゃなく、友達にも忘れないように締め切りをリマインドするような子どもだったそうです」

だから、なんかしっくり来ないんですよね、と鈴木さんは言います。

横山「どうしっくり来ない感じ？」

鈴木「うーん、まじめで、完璧主義なところがあるにせよ、そういう人がいじめられるようなことってないと思うんですよ。だから、やっぱり救急は合ってないんだなって思うんですけど、その原因はどこなのかなって」

横山「初めてのヒアリングで、そこまで考えが及ぶなんてさすが鈴木さんね……！うん、そうなの。なんか〝違和感〟があるわよね？」

鈴木「はい」

横山「それはね、いくつか原因があるの。一番の問題は、自分の長所と短所がね、〝逆〟なのよ」

鈴木「えっ、逆……ですか？」

横山「うん。そもそも子どもの頃から几帳面で、完璧主義で、計画性のある子だったんでしょう？　つまりこれって、定型業務に向いている、ってことなの。だから外科病棟で〝あらかじめ決められている〟もしくは〝自分で確実に準備ができる〟ときはイキイキと働けてたわけ」

鈴木「あっ、そっか……！」

横山「でね、ここでねじれが起こっていて。周りからも〝仕事ができる〟と言われたことがあったんでしょうね。本人はまじめだから、今度は〝その期待にこたえなきゃ〟って思うようになったのよ。これは、自分の理想をセルフイメージにすり替えてしまった典型的なパターンね」

今度は鈴木さんが黙って聞いています。

横山「だから、そのつもりで救急に飛び込んでみたら、今度は〝非定型業務〟だらけの職場だった。準備も計画もT子さんにとっては全然できないわけよ。これじゃあ本人もとまどってしまうと思う」

鈴木「そうですね……」

横山「で、もともとモチベーションが高く、丁寧に確実に、作業を行うことが得意なT子さんが同時に複数の物事をこなそうとすると、ミスが多くなる。で、周りからも責められる。ここからは私の想像だけど、ミスをした自分が許せなくなってしまってどんどんイライラがつのっていった……。その矛先が、周囲に向いたんじゃないかしら。例えばいきなり話しかけてきた同僚や、依頼をしてくるドクター。その人たちに怒りを向けてしまったのかなって。そうなると、人間関係は悪くなるもんね……」

鈴木「つまり……すごく無理して仕事してきた結果、うまくいかなくなってしまったってことですね？」

横山「その通り。でもこれって別にT子さんに限ったことじゃなくて、自分の長所と短所を間違えて認識してて、しかも短所を直そうとした結果起こってしまうのよ。それって長所が消えてしまうことなのに」

鈴木「……」

横山「T子さんは自分の短所を〝すごい心配性で新しいことができない、優柔不断なところ〟って言ってたでしょう？　ちがうのよ。あれは、慎重に物事を進めることができて、ルーティンを抜け漏れなくやれる、いわばナースには絶対必要な能力なの。そこを活かせてないだけなのよ」

鈴木さんは、は――っと大きく息を吐いてキラキラした目でこちらを見つめてきます。

鈴木「いや、横山さんってすごいですね。今すごいいい話を聞いた気がします」

この素直さが鈴木さんのいいところなのだ。私は笑いながら言います。

横山「あら？　褒めても何もでないわよーだ（笑）。鈴木さんだってね、イイ線いってるわよ。そしたら次は、改めてT子さんの長所と短所を改めてご説明して、〝ありのままの自分で働くことがいかに大事か〟を伝えてもらえる？」

鈴木「わかりました！」

その後、2回に分けてT子さんにはコーチングを実施。いずれもうまくいったようです。ありのままではいけない、理想を追い求めなくてはいけないと思いこみ、本来の自分とは違う行動をしてしまっている人はじつは多いもの。そういう意味で転職相談は、「自分の良さを取り戻す」、そんな時間なのかもしれません。

＊＊＊

1か月半後、私は鈴木さんとT子さんと3人で、会議室で向かい合っていました。すっかり気持ちも落ち着いたのか、T子さんは晴れ晴れとした顔をしていました。予め、T子さんの希望は聞いていましたが、具体的にどんな転職先にするのか、その相談です。

横山「①長く勤められるところ　②女性ばかりの職場でないところ　③救命救急センター以外というご希望は聞いておりましたが、それを踏まえて私たちでいくつか転職先をピックアップしてきました。私たちは、〝訪問看護ステーション〟の就職がいいのではと考えています」

そう言うとT子さんは、すこし意外そうな顔をしました。

T子「訪問看護ですか？　やったこともないし周りに女性ばっかりなイメージだし……それならクリニックとか中規模病院とかのほうがいいかなと思うんですけど……」

横山「たしかに、そういう選択肢もありますよね。だけど、T子さんに自己分析をしていただいたうえで、訪問看護ステーションが最適かなと感じたんです」

鈴木「T子さんは、〝ルーティンをきちんとこなせる〟という良さがありますよね。几帳面さもある。その点訪問看護は担当する患者さんが決まっているので、むしろルーティン作業が求められるんです」

横山「患者さんのお宅に伺うので、ご自身のペースで看護業務を進められるのもいいですよね」

T子「……」

鈴木「それに、訪問看護の患者さんは容体の急変がそんなに多くありません。毎日を過ごす中でゆっくりと死を受け入れられる、そんな心の準備もできると思います」

まっすぐにT子さんを見つめ、そう話す鈴木さん。今日の面談の前に鈴木さんは訪問看護に携わるナースからたっぷり2時間、話を聞いていました。その後、鈴木さんからも訪問看護ナースの業務を説明され、徐々にT子さんもその気になっていくのがわかりました。

T子「わかりました。ここまで親身になってくれた鈴木さんと横山さんなら私のこともよく知ってくれていますよね。……訪問看護ステーション、検討してみたいと思います」

横山・鈴木「わかりました」

鈴木「早速T子さんにマッチしそうなところを探してみますね！」

＊＊＊

訪問看護ステーションへの打診と並行して、T子さんにはご自身の「死生観」とも向き合っていただきました。以前、佐藤先生から教わった「患者さんを4つの軸でみる」こともレクチャー。患者さんを日常生活から看ていくことの「覚悟」のようなものがT子さんに築かれていったようです。もちろん、こういったことは勤務が始まってから学ぶことではありますが「事前準備を重視する」T子さんのこと。私たちが提供できる情報はひとつでも多くお伝えしておきたかったのです。

訪問看護ステーションは大手を除けば、5〜6人体制がほとんど。ステーションの方針や理念が合わなければ、続けていくことが難しくなってしまいます。心身ともにボロボロになってしまったT子さんに、これ以上つらい思いはさせたくありませんでした。

数日後、T子さんから、死生観について「無理な延命をせず自然な看取りのサポートをしたい」という返事をもらいました。その方針とご自身の勤務希望を加味して、訪問看護ステーションを3社ほどピックアップして面談を実施。すると、そのうちの2社から内定をもらうことができたのです。

そしてT子さんは、ご自身で決めた1社の訪問看護ステーションへと転職。あれほど悩んでいたのがウソのように、T子さんは晴れ晴れとした顔で、『ナースのとも』卒業となったのです。

勤務開始から2か月後、T子さんは事務所を訪れてくれました。律儀にも、菓子折りを抱えて。

T子「横山さん、鈴木さん、本当にお世話になりました」

そういっておじぎをするT子さんは、すっかり落ち着いた様子でした。婚活のときに出会ったイキイキと働いて輝くT子さんそのものだったのです。

私は事務所の一角にある休憩スペースに山積みされていた資料を自分の机に移動させ、みんなでティーブレイクすることにしました。コーヒーのいい香りが事務所内に立ち込め、気持ちをほっとさせてくれます。

鈴木「T子さん、どうですか？　新しい職場は」

鈴木さんが前のめりで質問しました。

T子「おかげさまで、すごく自分に合っているみたいで毎日楽しく仕事できています」
鈴木「わぁ、それはよかった……どんな患者さんを担当されているんですか？」
T子「うちは主に高齢者の方が多くて、脳卒中とか心臓病の方が中心です。鈴木さんが言ってくださったように、自分のペースで患者さんのところに回れるし、業務も自分のペースでこなせるので、落ち着いて仕事ができるようになりました」

そう話すT子さんは、知性にあふれ、どこか自信のようなものさえ感じました。長所を活かすと、こんなに人って変われる。それを改めてT子さんは教えてくれたのです。

鈴木「でも……高齢の方だと看取りとかもありますよね、そういうのは大変ではないですか？」

鈴木さんがそう聞くとT子さんはゆっくりと首を横に振って言いました。
T子「お看取りは大学病院でもしていましたから。それに、ゆっくりご家族と過ごしながら穏やかに最期のときを迎えるので、激しい衝動とか感情に左右されることはないんです。人が死ぬっていうのも、なんていうか生活の延長線上なんだな、って思うっていうか……」

T子さんらしい表現に私たちは黙って耳を傾けていました。

T子「改めて、訪問看護を通してさまざまな患者さんの〝人生に関わっている〟という確信があります。大げさかもしれないんですが、お金持ちの人もそうでない人も、ひとしく病気になり、老いていくんだなって。いろんな方たちの話を聞いて、そう思えるようになりました。そういう心の整理ができたのも大きかったのかもしれません」

私、訪問看護の世界を知ることができてよかったです。

鈴木さん、横山さん、本当にありがとうございました。

深々とおじぎをするT子さんに、私たちもおじぎをして——

鈴木「頑張ってくださいね。応援していますから」

T子さんを励ます鈴木さんを見ながら、私は、喜びを重ねるとともに自分もまた「応援」という言葉に何度も助けられてきたことを思い返しました。結婚相談所の運営を始めたときも、そして今も……。

＊＊＊

佐藤先生とオンライン電話でお話しさせてもらってから2週間後。

佐藤先生に紹介してもらった安藤先生から、願ってもないオファーをいただいたのです。

安藤「佐藤先生から話は聞いています。それに御社のホームページや横山さんのインタビュー記事も読ませていただきました」

横山「安藤先生、ご丁寧にありがとうございます」

安藤「それで……具体的に困っているのは求人情報が足りてないってことですか？」

横山「はい……」

私たちはオンライン上で向かい合ってお話をしていました。これまでの経緯に加え、今相談者数が増加していること、それに伴い求人が足りていないこと、そして医療機関の生の情報や詳細な現状を把握していないことをありのままにお話ししました。

「ただ求人票を集めるだけならできます。だけどそれでは現場のニーズを理解することはできません。ナースの方に転職を通して充実した人生を送っていただくためにも情報がほしいんです」という私の強い意思も添えて。

画面越しでも私の熱量が伝わったのか、安藤先生は黙って話を聞いてくださり、ふと予想外の言葉を口にしてくださったのです。

安藤「横山さんの熱意は伝わりました。私も人材業に携わる身として同じ気持ちです。そこで……これは提案なのですが、私どもと一緒に組みませんか？　ああ、つまりパートナー契約、ということです」

あまりのことに声が出せずにいました。

安藤「紹介料の半分をいただく形で、こちらの求人情報を共有しますよ。正直なところ、小さいところと組んでもメリットはないんですが（笑）、だけど横山さんの気持ちがよくわかったので」

安藤先生から願ってもない提案をもらい、私は思わず立ち上がりました。

横山「本当ですか！　安藤先生、それだと本当に助かります……！」

安藤「それじゃあ契約にあたって一度お会いできますか？　日時は……」

そう話す安藤先生に私は何度も頭を下げました。嘘じゃないかしら？　こんなにトントン拍子に行くなんて？と思ったものの、それから数日後、安藤先生は本当に約100件の求人票を送ってきてくださったのです。これで看護師のみなさんに良い求人提案がしやすくなりました。

安藤先生に早速お礼の電話を入れ、私は天井に向かってこぶしをつき上げました。

横山「ようし！　頑張るぞ!!」

私はノリにのっていたのです。

そう、このときまでは……。

＊＊＊

鈴木「ええ？　東京は、新型コロナの患者さんが前日より１０００人増加？　いったいどうなっちゃうの……」

鈴木さんと私は、ただ黙ってテレビから流れてくる情報を見つめていることしかできませんでした。コロナ感染者が出たという第一報からまたたく間にコロナは全国に拡大。新型コロナの大流行は、医療界にも大きな影響を与えました。病院やクリニックは、新型コロナ患者であふれ、「医療崩壊」が叫ばれることに。それまで転職相談のために訪問していた病院やクリニックも訪問者をシャットアウト。相談はオンラインへと切り替わるなど、状況は一変してしまいました。

もちろん、私たちの生活も、社会変革が起きるほどの影響がありました。マスク必須、人と会わない生活、リモートワークの拡大、観光・レジャーの自粛……挙げればきりがありません。とくに観光・レジャー業は完全にストップ。添乗員さんやキャビンアテンダントさんなどは、他業種への出向を余儀なくされました。

その点、医療業界は良いことも悪いことも両方起こりました。「良い」と言い切ってしまっていいかはわかりませんが、医療界に莫大な公共事業が生まれ、巨額のお金が流れこんできたのです。ナースの転職を預かっている者として、こうした情報は仕入れておく必要がありました。

まさに国難ともいうべき事態。次々と新しい予算と業務が作られるものの、到底それを満たす人員は確保できません。さらに、医療従事者がコロナに感染すると、休業・自宅待機をしなければなりません。ただでさえ足りない看護師・医療従事者がさらに不足することになり、人材不足はより深刻さを増していきました。

この人材不足を補うために、あらゆる手が打たれました。まずは潜在看護師が働きやすいような制度が新たにできたのです。

具体的には、「新型コロナウイルスワクチン接種業務に従事する医療職の被扶養者の収入確認の特例措置」があります。医療職（看護師など）で被扶養者の場合、令和3年4月から令和6年3月末までは、ワクチン接種業務に従事した場合の給与収入については、収入確認の際には収入に「算定しない」ことが定められました。つまり、「扶養を抜けずに、青天井で働ける」ということ。そのため、さまざまな単発の仕事がある中でも、ワクチン接種業務が一番人気の業務となっていました。

もちろん、既存の看護師や医療従事者の給与や待遇も高騰しました。行政や企業が依頼をするコロナ関連の事業は軒並み高単価に。新型コロナ流行以前は、看護師のアルバイトの時給は1300〜2000円程度でしたが、最盛期には時給5000円まで高騰しました。

一方で、看護師の婚活業界はかなり難しい状況でした。婚活をする看護師さんがほとんどいなくなってしまったのです。このような状況も看護師をとりまく社会環境から容易に想像がつきましたが、このときの婚活をしない理由は大きく3つに分けられました。

①感染リスクが高い
②業務で忙しすぎる
③周囲からの反発、あるいは明確に勤務先から禁止される

とにかく人手不足のため、物理的に忙しく時間がとれない。とくに常勤先がある看護師さんはなかなか休めない、休みの予定の日も感染者がでたら勤務になるため、予

定が読めない。

さらに濃厚接触者となる可能性も高いため、お見合いもなかなか組めない。さらには「休みの日も婚活をするよりバイトをしたい」という方もいらっしゃいました。既存の会員さんでも、お見合いができないため、休会が相次いだのです。当然そうなると、新規の入会などますます難しいという状況になりました。いくつもの理由が複雑に絡み合い、あらゆる面で「予測不能」な状況に追い込まれたのです。

どんなときも冷静に対応してくれる鈴木さんでしたが、日々看護師さんの過酷な状況を見たり聞いたりするにつれ、不安な気持ちになったのでしょう。口には出さないものの、ため息をつく回数が増え、社内には「この先どうなるんだろう……」という空気が漂っていました。

さらに、私たちが心を痛めていたのが、看護師を含む医療従事者への「差別」でした。

残念ながら、日常生活で嫌な思いをしたナースもたくさんいたようです。転職が成功し、意欲的に働いている何人かの方々からも「横山さん、聞いてください……!」

というメールや電話をいくつももらいました。

会合の場で、医療従事者だといった瞬間にマスクをされる。一緒に暮らしていた友達に「医療従事者と一緒に暮らすわけにはいかない」と言われ、20年来の友情が壊れてしまった。

また、ママさんナースの方で、子どもが通う学校に「医療従事者の子どもを学校に通わせないでほしい」と投書されたこともあったそうです。

「そんなこと、むしろナースがいなければならない状況なのに……」と、こうしたナースの嘆きを聞くたびに私の胸は押しつぶされていくようでした。

ちなみに、医療従事者の中にも温度差がありました。

例えば、医師の中には「コロナ対応優先で手術ができない」「外来縮小と学会の中止で時間ができた」という方もいらっしゃいました。また、新型コロナは「風邪」と考えて、空いた時間で熱心に婚活をされる方もいれば、医療従事者ではないパートナーや子どもへの感染リスクを考えて、ほぼ自宅に帰らない生活を何か月・何年もの間にわたって選択される方まで、幅広いお考えの方がいらっしゃったのです。そういう意味で、医師は比較的自分の意思を行動に反映しやすかったのかもしれません。

しかし、ナースはそういきません。患者さんの看護をするため、接触時間が長くなったり、濃厚接触に該当したりするため、日常生活が制限されてしまうのです。さらに言えば、コロナ対応の最前線で頑張っていたナースは、「もう限界」といって病院やナースの職そのものを辞める人も出てきていました。

＊＊＊

「看護師さんたちを応援したい」、その思いはむしろ強くなっていく一方なのに、それと反比例するように経営不振の状況は続いていました。コロナの出口が見えない中、転職事業も婚活事業も思うように進まず、人件費と家賃などの固定費だけが出ていく状況だったからです。

看護師の転職事情は、どこも人不足のため辞めづらい状況と、心身が限界を超えて辞める看護師さんが多発しているという2つの状況が混在していました。転職相談に来ないのも、選ばなければいくらでも単発の仕事があったから。常勤で転職を希望しないナースも増えていたのです。

そのため私たちも、気持ちと戦略を切り替え「コロナ関連に従事するナースを増やす」ことにしていました。国難ともいえる状況ですので、今はコロナ対策に従事するのが、国民から一番求められていることだと考えての判断でもあります。しかし、こちらがいくらコロナ関連の事業を手伝おうとしても、そのきっかけはつかめずにいました。コロナ関連の仕事は、国・地方自治体などの行政が発注者となるため、大手に依頼がどうしても集中してしまいます。直請けしたくても、私たちは子請け、孫請けとして、単価の下がった仕事を受けるしかありません。

結婚相談所、転職事業ともに影響を受けて、資金繰りに対する懸念も日増しに高まっていきました。私個人の貯金を会社に貸し付けるも、それだけでは足りません。「コロナ融資を受けようか、それとも自分自身が地方の療養ホテルなどに泊まりこんで働き詰めればスタッフ分の給与くらいは稼げるかもしれない……」。いよいよ、私は追い詰められていきました。

毎日毎日疲れて帰ってくる私を見て、夫もさすがに心配したのでしょう。正直に今の気持ちを話してみると、「ホテルの仕事をして、1か月単位で帰宅できない生活には賛成できない、事業融資とはいえ、貯金をほぼすべて失ったうえで1000万円単位の借金をすることについても不安がある」と言われてしまいました。さらに「夢を追う応援ができなくて申し訳ない」と謝られてしまったのです。

私はガーンと頭を殴られた気持ちになりました。

「家族にまでつらい思いをさせてしまっている」

「このままではいけない」

そう思った私は、人生の先輩である佐藤先生に話を聞いてほしいとメールを打ったのです。

＊＊＊

佐藤先生は、私のSOSを感じ取ってくれたのでしょう。すぐにオンラインで話す時間をとってくれたのです。画面越しにみる佐藤先生の姿。私はそれだけで涙ぐんでしまいそうになりましたが、今の状況と気持ちを率直に話しました。

すると佐藤先生は「安藤先生に今の状況を率直に話してみるといいよ」とアドバイスをくれ、安藤先生にアポをとってくれたのです。そのおかげもあって、安藤先生にもすぐにオンラインで相談することができました。私は現在の会社の状況と先が見えない不安を吐き出しました。すると、優しく言ってくださったのです。

安藤「夢とお金は相反するものではないが、両立させるのはとても難しいよね。その点、横山さんは医療従事者の鑑だね。偉いと思うよ。本当に」

私は我慢していた気持ちが抑えきれなくなりつい涙がこぼれてしまいました。よかった、鈴木さんのいないときで。みんなに心配をかけてはいけないんだから。私はぐっとお腹に力を入れました。

安藤「横山さんに限らず医療従事者は、自分を犠牲にしてでも目の前の人を救おうとして無理してしまう。だけどそれではコロナ対策においてわずかな影響力しか与えられない。それよりもっと大局を見たほうがいいんじゃないかな」

鋭くあたたかい指摘。安藤先生はなおも続けます。

安藤「横山さんは、コロナ禍の日本を看護師さんの力でサポートすることと、会社を存続させて、アフターコロナを迎えたときに看護師さんが転職や婚活を安心して行える環境を維持することでしょう。そのために家族を犠牲にしすぎないことも大切なことだよ」

ああ、そうだ。本当にそうなんだ。

私は家族も仕事も両方大事にしたい。それだけが今の望み。自分のモヤモヤしていた気持ちが整理できたような気がしたのです。

「それ以外に望むことはある?」と聞かれて、「特にありません、先生」と答えると、「じゃあ、解決策はあるよ」と言われました。

それが、株式売却の提案だったのです。

安藤「横山さん、株式を売却して、当社にグループ入りしませんか。もちろん売却益でご自身の貯金は取り戻せるし、もう資金繰りを心配する必要もありません。コールセンター業務を取り仕切ってくれるナースを必要としていたんです。もちろんスタッフのみなさんも全員、適性に合わせて勤務していただけるよう配慮もします。なにより、〝看護師さんを大切にしたい〟という理念に共鳴しています。横山さんの気持ちや方針を優先するので、前向きに考えてほしいのです」

突然の思ってもみないオファーに私は言葉も出ませんでした。「ああこれで助かった」という気持ちと「手放したくない」という気持ちが同時に湧き上がってきたのです。

少し黙ってしまった私を見て、安藤先生は優しく言ってくださいました。

安藤「返事は急ぎません。じっくり考えてみてください」

私は画面に向かって深々とお辞儀をしてミーティングを終わりました。

がらんとした社内。今ではスタッフさんも増えて、15名の大所帯になりました。

思えば遠くまで来たものです。6畳ほどのスペースに1つの机を置いて、一から、いえゼロからここまで自分が作った会社は、自分の子どもも同然。それを手放すことはしたくない。それが私の素直な気持ちでした。

ただ、ここまで会社として大きくなった以上、自分の感情論を押し通すことも違うのではないか。経営者としての横山陽子はそう言っていました。

社員さんや会員さんにとって望ましいことは何か、ひいては看護師さん、医療界にとってプラスになる決断とはいったい、なんなのか。

そういう意味では、安藤先生からあの話を聞いたとき、もう答えが出ていたのかもしれません。会社を自分だけのものと意地を張ってもしかたない。受け入れて体制や資金繰りを安定させること、行える事業規模を大きくすることで、より多くの看護師さんにサービス提供をしたほうが社員さんや家族も安心してくれるのではないか。

私は鈴木さんやほかのスタッフたちの顔を思い浮かべました。今、やるべきはスタッフたちの雇用を守ること。

それに、と私は思いました。会社が大きくなるということは、子どもが大きくなることと同じ。成長は私も見てみたい。

だけど、親（創業者）の想いだけでは子どもは育ちません。

横山「**子離れが必要なときかもしれない……**」

2日後、私は株式譲渡を決断。安藤先生が経営する会社の子会社化を了承し、新たなスタートを切ることにしたのです。

そのことをスタッフたち含め関係者にも伝えました。どんな反応をされるか、すこしびくびくしていたのですが、「良かったね」「いい判断だと思う」という好意的な反応が多かったことに私は救われた思いでした。なにより、スタッフも、明らかにホッとした様子で会社の変化を受け入れてくれました。それと同時に、「この決断は正しかったんだ」と確信したのです。こうして『ナースのとも』は、資金援助を得て、看護師さんの転職支援を継続することになったのです。株式譲渡をしたことは、人材紹介業界にも知れ渡ることになりました。なにより、良かったのはこれまでまったく関われなかった行政関連の仕事にも、携われるようになったことです。

国難の中、役に立ちたいとも思っても弱小企業では何もすることができず、忸怩《じくじ》たる思いを感じていました。でも、もうそんな風に思うことはありません。

その後、ぽつぽつと直請けできる案件も増えてきたのです。

「今後、コロナによって人々の働き方や価値観が大きく変わるはず。それはナースも同じ。自分の生き方そのものを考え直す方もきっと多くなるわね……」。だからこそ、大きな仕事を受けて存在感を示したい。そんな思いもありました。「ここが踏ん張り時」と気合を入れ直したそんなときです。自治体からの案件で「療養ホテル」の業務を受注することができました。その現場で再会したのが第4章でお話しする、H子さんでした。彼女もまた、コロナ禍を通して自身のキャリアを考え直した一人だったのです。

COLUMN 3

日本のコロナ対策について

コロナ対応、対策等に係る支出額:3年で76兆4,921億円
感染予防策:15兆8,855億円、経済・雇用対策:50兆7,807億円
国際協力:3,883億円、臨時給付金:9兆4,375億円

■新型コロナウイルス感染症対策に関連する各種施策に係る予算の執行状況
コロナに関連した事業数と予算はつぎの通り。

■令和3年度コロナ関連事業に係る執行の状況 (単位:事業、億円、%)

事業数	予算現額		支出済額	4年度への繰越額	不用額	執行率
	令和2年度からの繰越額					
586	22兆3256	50兆8735	33兆8471	13兆3254	3兆7009	66.5

■令和元年度から3年度までのコロナ関連事業に係る予算を通算した執行状況 (単位:事業、億円、%)

経費項目	事業数	予算総額	支出済額	執行率	4年度への繰越額	不用額	不用率
新型コロナウイルス感染症防止策	533	18兆6564	15兆8855	85.1	2兆1057	6650	3.5
経済・雇用対策	641	60兆2710	50兆7807	84.2	5兆5174	3兆9728	6.5
国際協力	186	3883	3883	99.9	—	0	0.0
新型コロナウイルス感染症対応地方創生臨時交付金	7	15兆1761	9兆4375	62.1	5兆7021	364	0.2
計	1,367	94兆4920	76兆4921	80.9	13兆3254	4兆6744	4.9

事業別の予算の執行状況	年度	実施府省等名	事業名	予算総額	支出済額	4年度への繰越額	不用額	執行率	不用率
支出済額が最も大きい事業	2	総務省	特別定額給付金給付事業	12兆8802	12兆7723	—	1079	99.1	
執行率が最も低い事業	3	経産省	事業復活支援金	2兆7914	5295	2兆2619	—	18.9	
繰越額が最も大きい事業	2、3	内閣府 総務省	新型コロナウイルス感染症対応地方創生臨時交付金	15兆1759	9兆4374	5兆7021	364		
不用額が最も大きい事業	2、3	国交省	GoToトラベル事業	1兆9615	8639	3232	7743		39.4
不用率が最も高い事業	元	厚労省	新型コロナウイルス感染症対策に係る助成金等	1556	1	—	1554		99.9

※斜線部分は、検査報告においては計数の記載がないものである
※執行率とは、予算が消化したことを指す

〈参考〉会計検査院 令和3年度決算検査報告
https://www.jbaudit.go.jp/report/new/summary03/pdf/fy03_tokutyou_01.pdf

■横山から一言

前頁の令和3年度決算報告では、令和元年から3年度までのコロナ関連事業に係る予算総額は94兆4,920億円に対して支出済額76兆4,921億円。予算総額との差額は17兆9,999億円となり、そのうち13兆3,254億円が令和4年度に繰越となっている。これだけでも多額の金額がコロナ予算に振り分けられたことがわかる。

まさに「異次元」の費用を計上したコロナ対策費だが、「コロナ予備費」と呼ばれる予算の使用目的が不透明だという意見もある。コロナ予備費の中でも地方創生臨時交付金については、自治体が予備費を何に使ったかまで特定するのは難しいとされている。医療などの現場以外にどのような予算配分が行われたのか、関心を持つことも大切だ。今後についても、感染対策やコロナ後遺症へなどの対応、費用負担や返済方法についても注視が必要だ。

■潜在看護師データ(2012年)

	男性	女性	全体
看護師・准看護師免許数	215,886	2,190,949	2,406,836
構成比率(%)	8.97	91.03	100.00
就業者	118,284	1,494,667	1,612,951
構成比率(%)	7.33	92.67	100.00
潜在数	97,602	696,282	793,885
構成比率(%)	12.29	87.71	100.00
潜在率(%)	45.21	31.78	32.98

<参考>厚生労働科学研究成果データベース
https://mhlw-grants.niph.go.jp/system/files/report_pdf/202022038A-buntan1.pdf

■横山から一言

女性の3割、男性の半数近くが、せっかくの資格を活かしていない状況。潜在看護師の復職はコロナ禍でも焦点となったが、復帰したのは6400名程度(約0.26%)の上昇と推測される。看護師不足の中、潜在看護師の復職支援対策が求められている。

第4章

キャリアも資産も「積み立て」が大事

潜在看護師・H子の転職ストーリー

H子 38歳

主婦→療養ホテルのナース→病院の外来パート

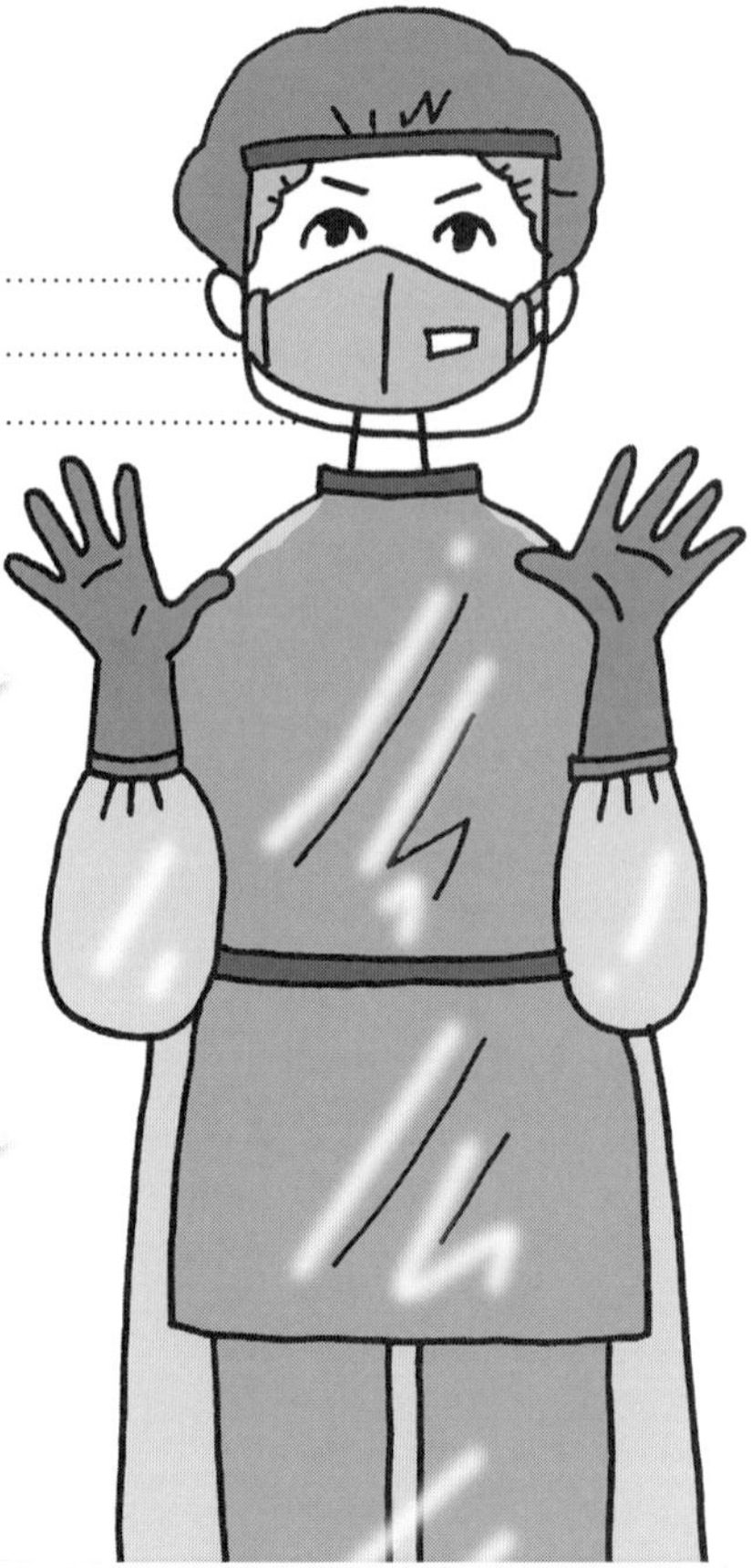

〈転職のきっかけ〉

新型コロナウイルスの拡大による看護師不足を知り、復職を決意

〈決め手〉

給与は高かったこと

療養ホテルの勤務でナースの仕事のやりがいに気づいたこと

〈横山から一言〉

コロナの予算、3年で94兆4921億円。膨大な金額が計上された。医療界への影響も大きく、医療従事者の意識を変えるきっかけにもなっている。

横山「う～寒い……」

一人でいてもそうつぶやきたくなってしまう、12月の寒い日に、私はあるホテルを訪れていました。

成田空港からほど近い、本館・新館を合わせて５００室以上の部屋があるそのホテルは、ビジネスホテルにしては立派なエントランスロビーが備わっているのに、今はすっかりその面影はありませんでした。大量のスタッフがあちらこちらに行きかい、忙しそうにしているのにどこか「冷たさ」を感じるのは、ここがコロナの「療養ホテル」だからなのでしょう。

横山「ここが療養ホテルか……」

コロナ禍はいよいよ厳しさを増し、私のところにも「看護師さんを紹介してくれないか」と電話がかかってくるようになりました。オーダーは、療養ホテルで　医療相談や、経過観察を見る看護師を集めること。そこで実際どんな状況なのか、どういう就業環境なのかを見るためにやってきたのです。

スタッフの方が忙しく行き来している中、ロビー中央の天井から吊るされている豪華なシャンデリアを眺めようと足を踏み出したとき、思わずつんのめりそうになりました。足元を見ると、色とりどりのテープが張られ、汚染エリアとそうでないエリアは厳密に区画整理されていました。どうやら、異なるエリアに移動するには滅菌などの手順が必要のようです。

横山「見たことのない状況ね……」

私は一人つぶやきながら、今日の中を簡単に案内してくれる予定のスタッフの方を待ちました。時間は30分。手間をとらせるわけにはいきません。と、汚染エリアのほうから一人の女性らしき人がこちらへ向かってくるのが見えました。

私は会釈をしながら、一声かけました。

横山「はじめまして、『ナースのとも』の横山です。荒井さん、今日はお忙しいところありがとうございます」

荒井さんは防護服姿で、マスクをしながら「いえいえ、こちらこそありがとうございます」と応えてくださいました。

今日は私もまた、防護服を着て館内を回らせてもらうことになっていました。長らく看護師の現場の仕事から離れているけれど、今日は現場の感覚が戻りそうな。そんな予感がありました。
荒井さんに促されて奥へと入ると、ずらっと並んだホテルのドアが現れました。違うのは、防護服を着た人が行きかっているということ。何かのゲームか映画なの？　と思うくらい、現実離れした環境でした。

荒井「ここは、発熱者とコロナの濃厚接触者が留まる療養ホテルです。空港に到着後コロナだと判断された人がいるほか、コロナに感染してホテルでの療養を希望する人たちが関東中から集まってきているんです」

横山「結構な人数がいそうですね」

荒井「はい、５００室はほぼ満室で１０００人近い人が部屋から一歩も出られない隔離生活を送っています。それらのお世話をするスタッフも数百人いますね。24時間３６５日体制で対応にあたっています」

横山「頭が下がります。さっきエントランスを通ってきましたが、各ゾーンは厳格に管理されているんですね」

荒井「ええ、赤テープの向こう側は汚染ゾーン。緑のテープで区切られたクリーンゾーンの間には、境界域となるイエローゾーンがあります。ゾーン間の行き来には厳格な手順があるものの、それらのゾーンには、ただテープが貼られているだけで、空間は完全につながっています」

消毒や防護服の着替えなどもゾーンごとに行わなければならず、その手間はもちろん、ゴミも大量に出るんだわ……そんなことを思っていると、山積みされた段ボールを各部屋の前まで運んでいる人たちが多くいました。

横山「荒井さん、あの方たちは……？」

荒井「ああ、物資輸送班の方たちですね。感染者は部屋から出られないので、ああやって輸送班の方たちが物資が来たら都度運んでるんです」

横山「あ、そうなんですね……」

荒井「ここは医療班以外にも、物資運搬、食事の準備、清掃、管理、事務の方々がいて、それらを取りまとめているのが保健所職員（館長）なんです。じゃあこれから中を案内しますね」

はい、といって私は看護師たちの詰所（ナースステーション的なところ）へ促されました。ここで看護師さんたちの仕事を少し見ることになっていたのです。

詰所に行くと、看護師のローテーションと書いた紙が壁に貼られていました。また、電話対応をしている人、体温計を持って感染者の元へ向かう人など、誰も座る暇などないくらいばたばたとしていました。

荒井「看護師は日中には10人、夜でも最低4人の勤務を必要としています。その人数で別館にいる約200人の感染者の心身のケアをしていただいています」

横山「といっても療養ホテルでは医療行為をすることはできないんですよね、具体的な業務ってどんなことになるのですか？」

荒井「ええ、そうです。ここでの仕事は大きく分けて2つあります。

毎朝、療養者は体温や酸素飽和度、また唾を容器に出して検体検査をしてもらわなければなりません。なので、1つ目はそういった手順の説明ですね。2つ目は、療養者の方々の体調チェックです。それに加えて体調が不安な方の健康相談も電話で行ってもらいます。コロナは体調が急変することもあるので、何度電話をかけても出ない場合には、万が一の事態に備えて、完全防備の感染対策を施したうえで部屋に突入していただくこともあります」

横山「わかりました」

荒井「ご存じのように、現在どこの病院も気軽に患者さんを受け入れられる状況ではありません。緊急度が高い場合のみ、感染対策を施した救急車を手配していただくこともあります」

口にこそ出さなかったけれど、まさしく野戦病院さながらです。臨機応変さやきびきび動けるナースが必要ね……と考えていると、一人のナースが詰所に飛び込んできました。

H子「荒井さん、すみません。自分の担当の方で、朝から一切連絡が取れないままの方がいらっしゃって……電話もつながらないんです」

防護服にマスク、目しか見えず声もくぐもって聞こえます。

荒井「それは心配ね、一度見に行ったほうがいいわね……横山さん、ちょっとこちらでお待ちいただけますか？」

きっと感染させないための配慮でそう言ってくれたのでしょう。でも、この施設に入り同じ空間にいる以上、今さら療養者の部屋をのぞいてもさほど感染リスクが変わるとも思えません。私は荒井さんにこう伝えました。

横山「荒井さん、もし可能なら一緒についていってもいいですか。現場を見ておきたいんです」

＊＊＊

H子「Mr.アレジさん、いらっしゃいますか？　Mr.アレジさん、ハロー！」

外国人の方だったようでその後も英語で呼びかけるも応答はなし。これはさすがにまずいと思ったのでしょう。担当看護師さんは入室していきました。

私もそれにならって入室しようとするも、やはり自分が突入するとなると緊張するもの。感染対策のためのマスクがずれていないか、何度もマスクを確認し、私も中へと入りました。

横山「いない……」

H子「この方、家族もいらっしゃいませんので、私、近くの部屋にいないか見てきます！」
と、飛び出していきました。療養ホテル、というだけあって滞在するのに何も問題はありません。ベッド周辺には飲みかけのペットボトルやお菓子などが散乱していました。と、そのとき廊下から声がしました。私と荒井さんも慌てて室内を出ると、そこには療養者と担当看護師さんの姿が。
H子「Mr.アレジさん！　よかった……」
どうやら、体調はいいようです。
療養者「体調は悪くないよ。ノープロブレム！　心配してくれて嬉しい！　日本人は優しいね」
などとのんきなことを言っています。担当看護師さんとしたら、朝から気をもみ、なにかあったら……と気が気でなかったのでしょう。少しむっとした様子が見てとれました。
H子「Mr.アレジさん……」
と一歩前に出たときに私は素早く担当看護師さんの横へ行き、寄り添いました。す

ると担当看護師さんは私の顔を見て少し落ち着いたのか、

H子「……何もなくてよかった。心配するので、部屋から出てはいけない。日本に来たら日本のルールに従ってね」

と片言の英語で伝えたのです。

責任感にあふれた、まさにナースの鏡のような行動。その療養者の方が部屋に戻るのを待ってから私は、「お疲れ様です、大変でしたね」と声をかけました。

荒井「横山さん、ありがとうございました」

と荒井さんは私にも気遣ってくれました。さあ、これで大体館内も業務の様子もわかったから帰ろうかしら、と思っていると、担当看護師さんが私の顔をまじまじと見ているのです。

そちらを向くとまだ看護師さんは私の顔を見ていました。そして

H子「あの……もしかして横山陽子さん……ですか？」

と言うではありませんか！

私ははじめて会う看護師さんからフルネームを呼ばれてびっくりしながらも、

横山「ええ、……はい。失礼ですがどこかで……？」

H子「横山さん、私です、H子です！　5年前、婚活でお世話になった！」

横山「え、ええ――!!　なんでこちらに……!?」

H子「それはこっちのセリフですよ、横山さん！（笑）」

荒井「あら、お二人、お知り合い？」

横山・H子「はい！」

思わず声がかぶってしまった私たち。それはなんと5年前婚活のお世話をした、H子さんだったのです。

＊＊＊

H子「いやもう、びっくりしましたよ～あのときは……」

横山「本当よねぇ、こんな偶然あるの――ってあのあと、思わず鈴木さんに電話しちゃったもの（笑）」

10日後の平日。私たちは『ナースのとも』の事務所で、ふたたび顔を合わせていました。ちょうど療養ホテルの取りまとめが終わり、何人か紹介できそうなタイミングでH子さんからご連絡をもらったのです。

H子「横山さんと見たあの療養者さん、いたじゃないですか」

横山「うんうん、その後どうなった？」

H子「翌週にはすっかり元気になって帰っていかれましたよ、あのあとも1回くらい脱走してましたけど（笑）」

横山「それはなにより（笑）！　それで今日のご相談というのは……」

H子「ええ、はい。私ナースの仕事をもう一度パートでもいいのできちんとやってみようかと思って……」

私は、H子さんがそうおっしゃるのを少し意外に感じていました。というのも、彼女は看護師の新人時代からさまざまな投資を行い、確実に資産を増やしていたからです。当時彼女はこんなことを言っていました。

＊＊＊

H子「横山さん、私今積極的に夜勤もやっているんです。年収を上げて、より大きなローンを組みたいから。投資用不動産を購入するのに必須な投資ローンって、年収の10倍程度が目安なので、年収が100万上がれば、買える物件の金額は1000万上がるってことになるので……」

今からちょうど3年前のこと。私自身も不動産投資に興味が出ていたこともあって、よく2人で情報交換をしていました。

H子「横山さん、私中野区の住宅街にワンルームマンションを買ったんですけど、時期も良かったので、数年して1・3倍ほどの金額になったため、売却したんです。で、今度は売却額を頭金にして、2部屋のマンションを買おうかなと思っていて……」

そうだ。たしか、マンションを2つとも売却したら今すぐでも1000万近いお金が残るんです、なんてことをまだ息子くんを抱っこしながら話したんじゃなかったっけ……。たぶん彼女は、「看護師」という仕事に戻らなくても十分、やっていける財力はあるはずなのです。

H子さんと私はおたがい気心も知れている同士。だから私も気安く聞けたのかもしれません。私は率直にこう質問しました。

横山「ちょっと意外だったの。H子さんは新人の大学病院時代、優秀でバリバリ仕事していたでしょう？　そして、その優秀さを今度は投資面でも活かすことができた。おまけに素敵な旦那様と可愛いお子さんもいる。言い方はよくないかもしれないけど、お子さんもまだ小さいのにわざわざ感染リスクの高い仕事を選ばなくたって……って思って」

そう言うとH子さんは軽くうなずきながら言いました。

H子「横山さん、そうそう、そうなんですよ。資産運用もうまくいって教育資金もある、そうなると無理して働かなくてもいいかな……と思ってたんです。そしたらコロナになったじゃないですか。毎日テレビで医療従事者が働いているのを見ていました。私資格はあるのになんにもしなくていいのかな？って思うようになったんです」

ああ、そうだ。H子さんに限らず、潜在看護師と呼ばれるナースは大なり小なりそう思っただろう。私も臨床に戻ろうかと、一瞬迷ったほどなのだから。

H子「そんなとき、コロナの影響で、飲食業に従事していた夫の給与が目に見えて減り始めてしまって。手当や残業代も、ボーナスもしばらくはもらえそうにないっていわれて……それなら、働こうかなって思ったんです」

横山「そうなのね。それで、最初から療養ホテルの仕事をしたの？」

H子「いいえ、最初は扶養控除の特例があるコロナワクチンの仕事を始めることにしたんです」

横山「えーっと5年ぶり？　くらいの仕事だったのよね、どうだった？　やってみて……」

H子「不思議ですよね、働く前は身体が動くかどうか心配だったのに、現場に行けば自然と身体が動いたんです。実際に手を動かしてみればワクチンの充填も接種も問題ありませんでした。身体が覚えてる、ってやつですね（笑）」

横山「そういうものよね……」

H子「それに、働いてみて思ったんですよね。〝ああやっぱり仕事、面白いな〟って。〝私ほんとは仕事好きなんだな……〟って」

私は黙って聞いていています。

H子「ワクチン接種の仕事を3か月間やったんですけど、国が万全の態勢で実施してるんで人員は結構余裕があるんですよ。ようするに暇なんです。しかも夫はほとんど仕事がない状態になってしまって。その代わり家事も育児も任せていいってことになったので、それで……」

横山「そっか、それで療養ホテルの仕事についたってことなのね」

H子「はい。ありがたいことに夫に家のことを任せられたこともあり、1か月ほど泊まり込みをしたときには月収が100万を超えてしまって……」

横山「ええっそれはすごい！」

噂には聞いていましたが、そういうナースも実際出てきているのです。

H子「わずか1か月で年収の壁を突破しちゃったので、それならもう扶養内とか言わないでフルで働こうかなと。だけど、最初から病院のフル勤務はきついので、パートを探そうかなって……」

私は一連の話を聞いていて、これから先H子さんのようなナースが増えていくのでは……という確信にも似た気持ちを持ちました。コロナをきっかけに、ナースに復帰した人が増えましたが、それはまだ一部に過ぎません。きっと、自分らしさを出しながら働きたいナースはたくさんいるはず。私たちはそうした方たちのためにも頑張らなければいけないのです。

H子「……って言っても、コロナ関連の仕事って結構特殊じゃないですか？　通用しますかね、私」

そう言うH子さんに私はこう伝えました。

横山「H子さんが療養ホテルで、本気で怒ろうとしていたのは、患者さんを本気で心配していたからだよね。あの熱意は看護師にとってとても大切なもの。私、素敵な看護師さんだと思ったよ」

率直な気持ちを伝えるとH子さんはとても嬉しそうに微笑み、こう言ってくれました。

H子「私、横山さんにそう言ってもらえるのが一番嬉しいです。転職の件、どうぞよろしくお願いいたします」

それからいくつかの転職相談を経て、H子さんはコロナ患者さんを受け入れている中規模病院への就業が決まりました。今すぐにでも人手が欲しかったらしく、即採用、翌々日から働くという異例のスケジュールでした。

コロナも最初のインパクトからはだいぶ落ち着いたこと、H子さんの夫が仕事に復帰したこともあってパート勤務を選択したH子さんでしたが、その後も勤務を続けているようです。

資産運用のこともオープンにしてくれる彼女はその後も、「コロナ期間中に数百万を貯めることができたのでもう1軒くらい不動産を買い増したいんです」と相変わらずのバイタリティを披露してくれました。うーんすごい。また、感染で働けない期間を生命保険に助けられたという患者さんも多く見ていたので夫の生命保険も見直して、もう少し手厚いプランに入り直そう！　といった意識にもなったといいます。

「以前は自分が働いていなかったので家計に影響がないと思っていたんですけど、これからも家計の一部を担うなら、自分が被保険者となる保険もしっかりと入りたいと思うようになったんです」と話すH子さんの横顔は、頼もしく見えました。

横山「**私もやろうかな、不動産投資……**」

とつぶやく私にスタッフの鈴木さんと高梨さんは興味深そうな目を向けていました。

看護師の資産形成状況

看護師の年収額・貯蓄額のデータを見てみよう。

現在の貯金額

n=100

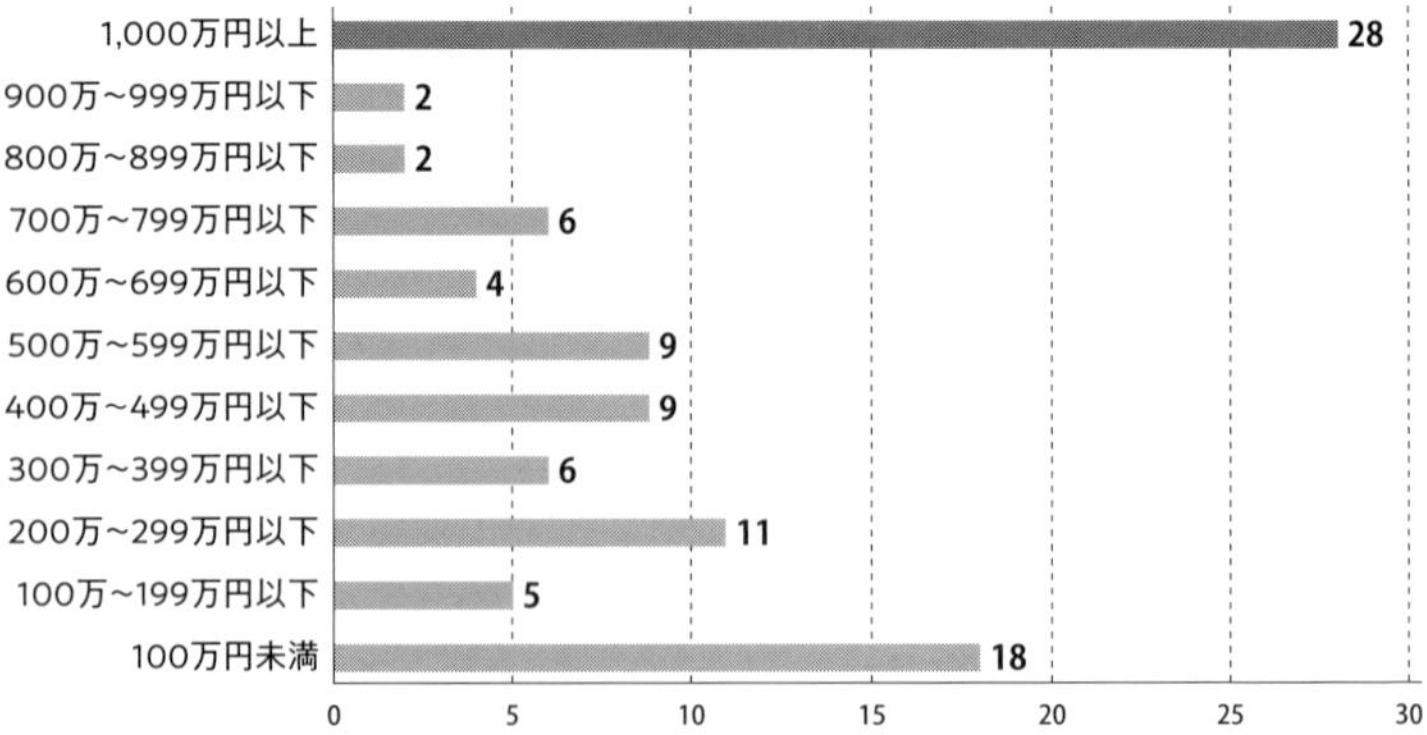

関心のある資産形成・運用の種類

(複数回答)n=100

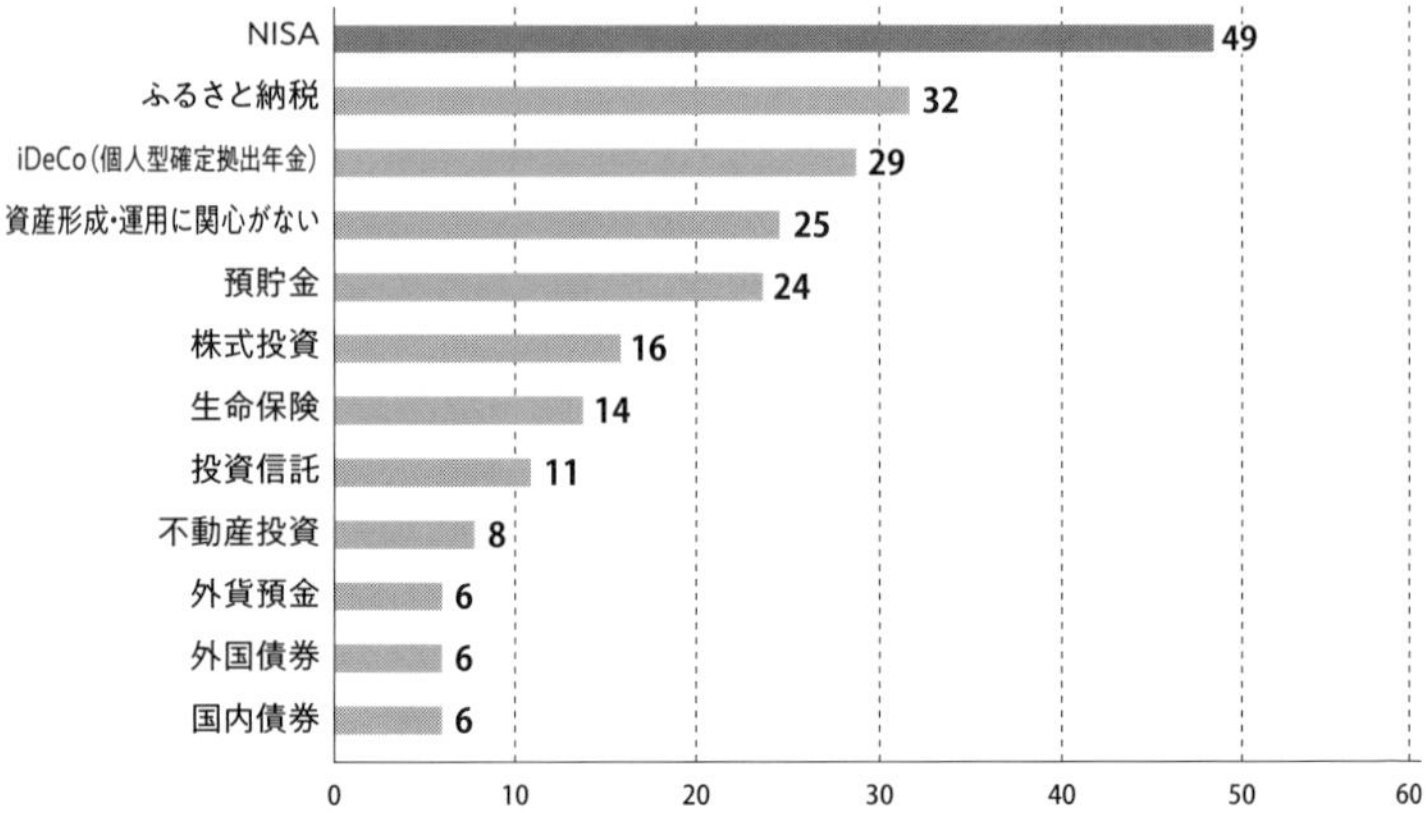

「資産運用に関するアンケート」調査企画:医師のとも　実施機関:クロス・マーケティング

■看護師の平均年収の推移

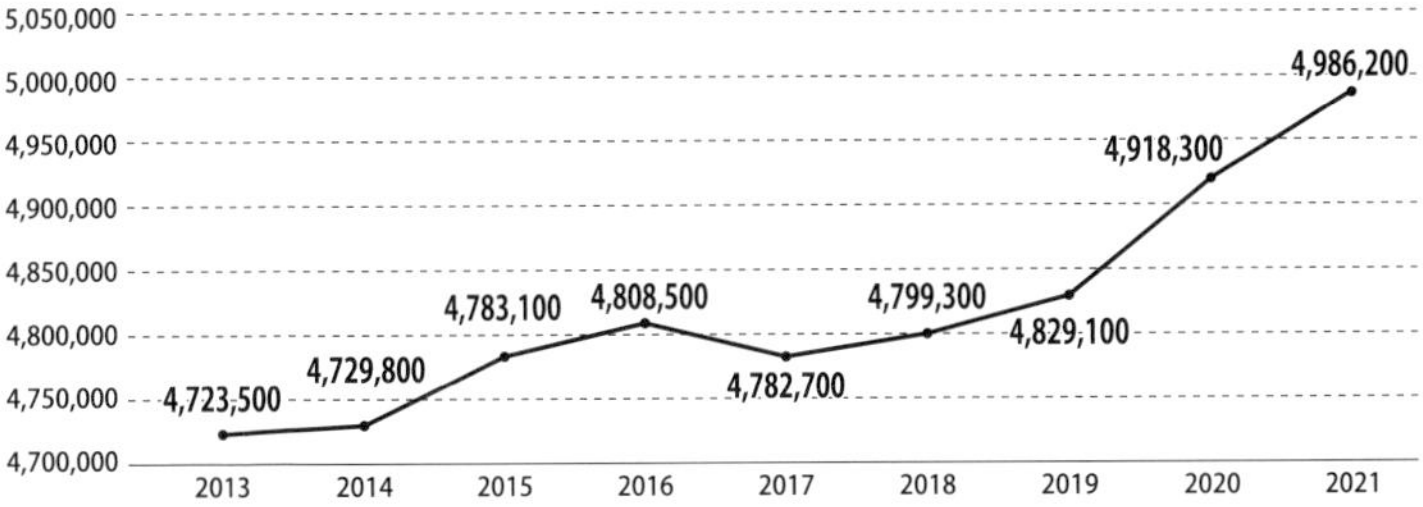

〈参考〉厚生労働省_賃金構造基本統計調査
https://www.e-stat.go.jp/stat-search/files?page=1&toukei=00450091&tstat=000001011429

■横山から一言

コロナ禍では、コロナ対策のために時給の高いアルバイトも増えた。看護師の需要の増加により、時給・年収共に上昇傾向がみられている。看護師の年収は、もともと女性の平均年収よりも高く、貯蓄もしっかり行えているケースが多い。看護師の皆さんは、資産形成を行うには理想的な環境。仕事柄、お金のことを度外視して考えるタイプも多いが、資産形成にチャレンジすると成功することも多い。

前ページの「関心のある資産形成・運用の種類」と同時に行った、「資産運用に関する良かったことや難しく感じたこと」のアンケート結果では、「利益が出た、プラスになった」が40%で1位となった。2位は「商品の選び方がわからなかった」、3位は「もっと早いうちに資産形成・運用を始めればよかった」という結果となっている。

人生の三大資金：「住宅」、「子ども」、「老後」

■ライフイベントに必要な資金

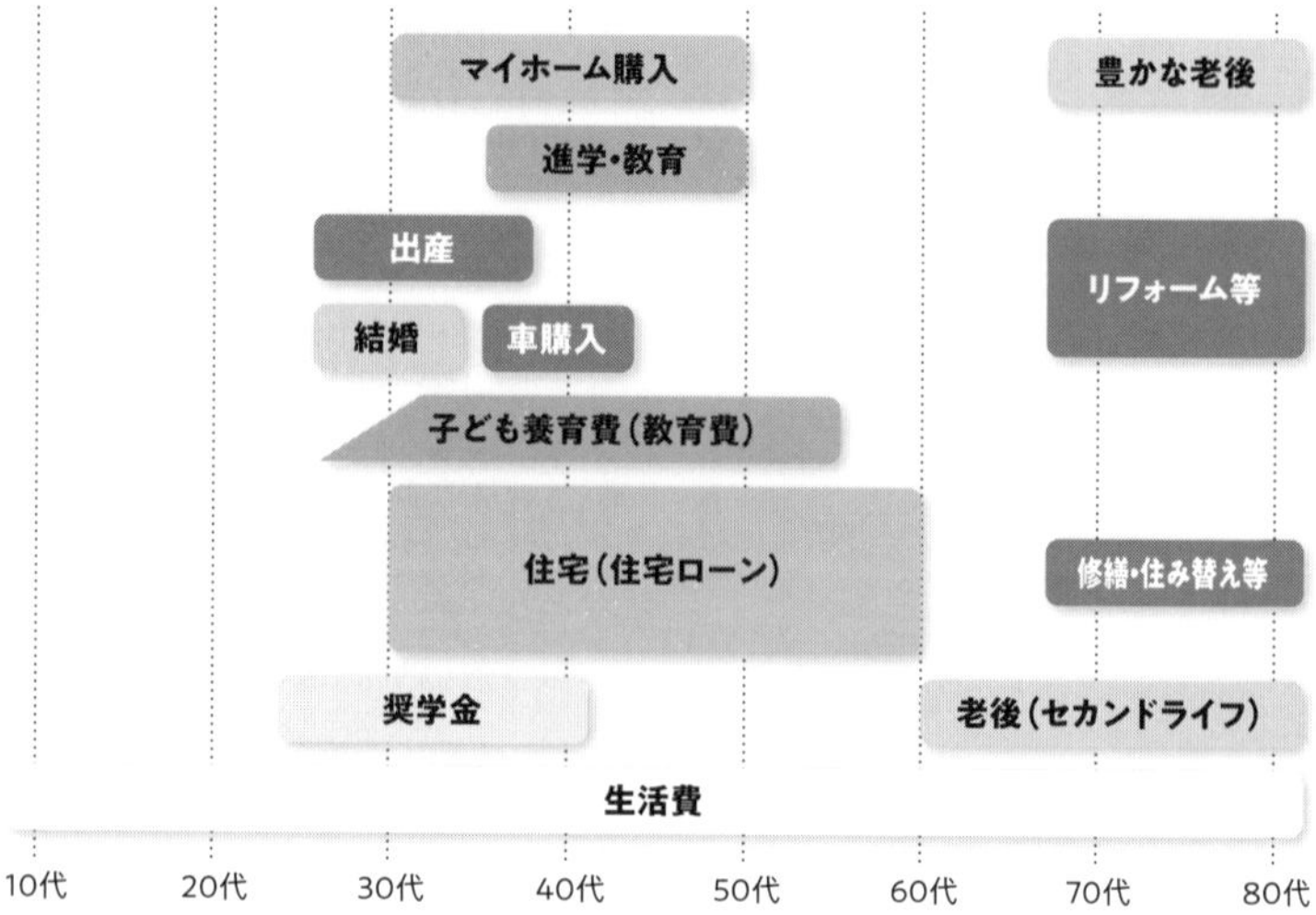

■横山から一言

住宅費用は新築か中古か、マンションか一戸建てか、エリアや家族の人数などによっても大きく異なるが、2500万～5000万円の家を夫婦で購入するケースが多い。子どもの養育費は1人当たり約2000万円かかり、教育費として700万～2000万円程度はプラスで見ておく必要がある。老後資金も公的年金だけでは夫婦で2000万円ほど不足するとも言われており、給与からの貯蓄や節約だけで用意するのは難しい側面もある。自身の信用を使って資産を増やすことを考えることも必要だ。

資産を運用するとなると、減少について不安を覚える人もいるかもしれない。ただ、日本では給与上昇が物価上昇に追いつかないため、実質賃金が減り続ける状況が2年ほど続いている。何もしないこともリスクであり、銀行に円を預けることがノーリスクとは言えない時代であることを意識する必要がある。

もちろん、資産運用のリスクも発生するが、どのようなリスクがあるかをしっかり理解して、いくつかの資産運用を組み合わせることで、リスクヘッジを行うことが大切だ。

■資産運用にかかわる7大リスク

7大リスク	コメント
①収入減リスク	病気や出産・子育て、介護などの事情により、収入が減少してしまう可能性は十二分に考えられるため、真っ先にケアすべきリスクとなる。
②価格変動リスク	保有する個別の株銘柄や購入した不動産エリアなどの人気の上下など、自分ではコントロール不可能な価格変動は起きる。プラスに転ぶこともある。
③インフレリスク	物価が上がり続けて、お金の価値が下がり続けること。貯蓄をしていても、お金の価値が下がるため価値が希薄になる。
④為替変動リスク	外貨に対して円の価値が上下するリスク。海外投資時にはとくに注意が必要だが、国内資産も円が弱くなると世界基準での価値減少は起きている。
⑤信用リスク	有価証券の発行体（国や企業など）が財政難、経営不振などで債務不履行となるリスク。銀行破綻時に保護される預貯金は1000万円までだ。
⑥流動性リスク	資産を現金化しやすいかどうかがポイントに。取引量が極端に少ないものや、売買成立に時間がかかるものはリスクが高いと言える。
⑦カントリーリスク	各国の政治・経済・社会情勢、自然災害などが資産に影響を与えるリスク。経済成長率、消費者物価指数、国際収支などにも注視が必要。

それぞれの資産状況やリスク許容度に合わせて、下記のような様々な投資を組み合わせることが重要だ。

■資産運用の種類

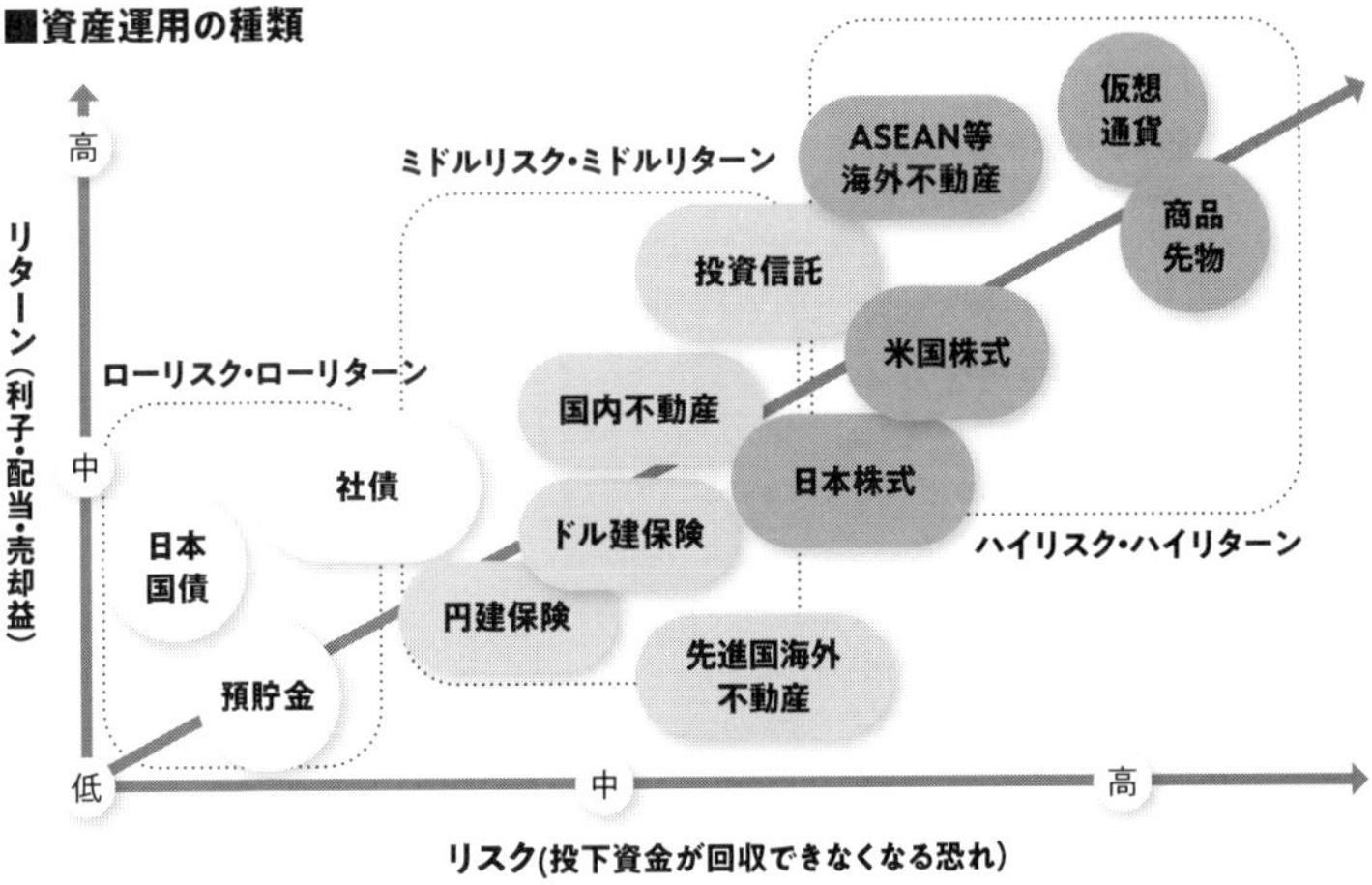

■看護師さんにおすすめの資産形成の方法

①自分のお金を使って		②信用を使って
生命保険 NISA	×	不動産投資
今の安心を育てつつ		将来の安心をGet

年収・資産によって組み合わせることが重要!

■横山から一言

今も将来も安心と安定を手にするためには、攻めの投資と、安定の資産形成が必要だ。その点、看護師という国家資格を持っていること自体が、「安定収入を得やすい」ということにつながる。その事実は、銀行からの評価にも影響を与え、資産運用の際に強い味方にもなってくれるのだ。

これから資産運用を始めるにあたって、心得てほしいことは2つ。1つは人それぞれ、年収や貯蓄状況、将来の希望も異なる、ということ。もう1つは、正しい資産運用の知識を身につけるために、セミナーや書籍、HPなどでぜひ情報収集をしてほしいということだ。

といっても、自分にとってベストな資産運用を判断するのは、難しいもの。必要に応じて専門家の助言を仰ぎ、自分に合う資産運用を見つけてほしい。

ちなみに、若い頃に勤務先の病院で保険に加入をした方も多いと思うが、保険も日々アップデートされている。定期的な見直しも必須だ。

もちろん、『ナースのとも 良縁』への相談も大歓迎。将来の子供の学費や老後資金を見越して、新NISAや不動産投資など、具体的なアクションを起こしていこう。

第5章

美容の世界で
目指せインフルエンサーナース

元いいこちゃんナース・
B世の転職ストーリー

B世 27歳

大学病院→美容クリニック

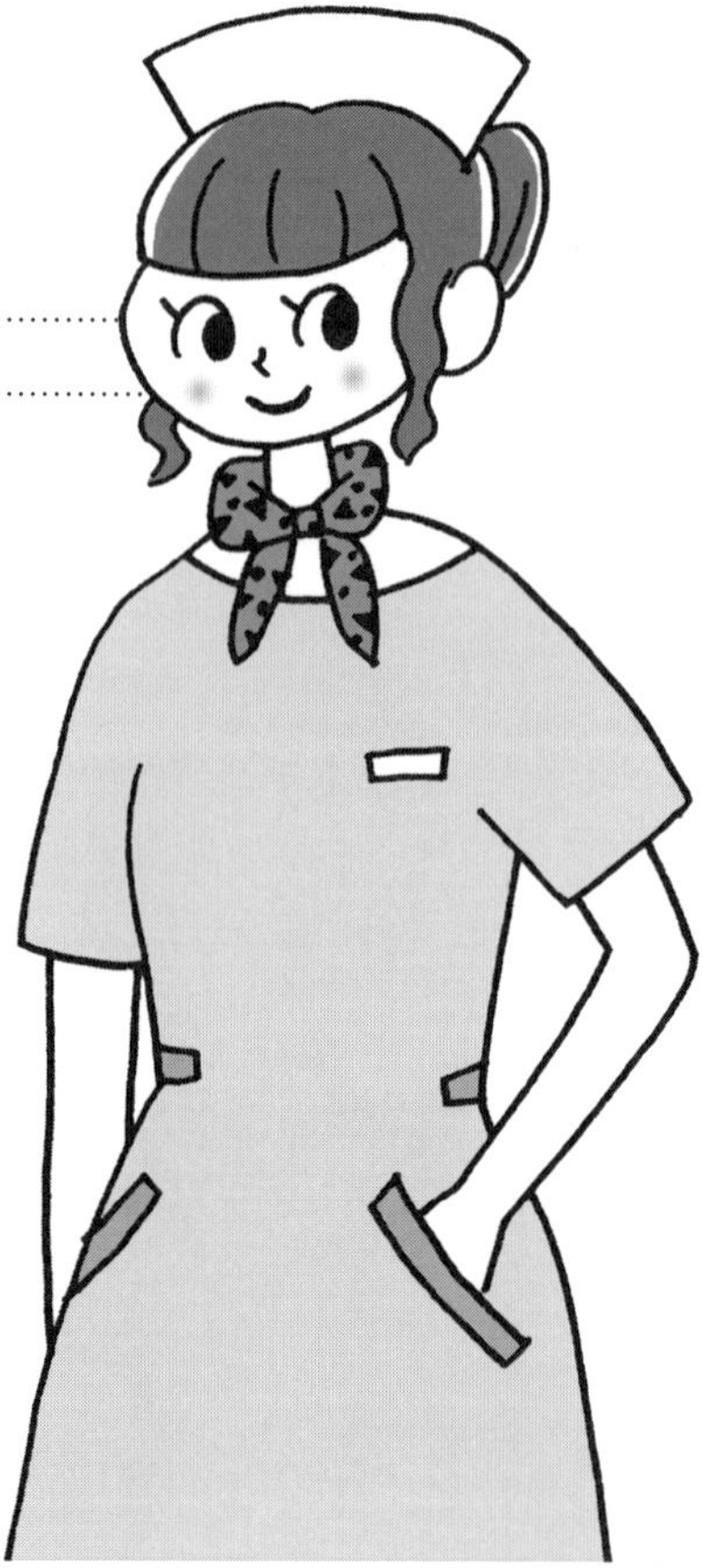

〈転職のきっかけ〉

コロナ禍で妹の結婚式に出席できず、心が折れてしまったこと

〈決め手〉

美容に興味があった

“キレイになりたい”という女性を応援したい

〈横山から一言〉

美容外科の数は「政府統計の総合窓口医療施設調査 令和元年医療施設動態調査」によると、2019年実績で124軒。データ上は少ないが、実際は美容外科ないし美容皮膚科を標ぼうするクリニックは3000軒を超えるといわれており、今も増加中だ。

鈴木「横山さん、新しく転職相談が入ったんですけど……、横山さんにご対応をお願いできますか？」

横山「うん、もちろん。どんな方かしら」

鈴木「B世さん、27歳。独身の方で5年ほど病院勤務をされたのですが、この夏に退職されています。退職直前は、コロナ関連病棟にいたと記載がありますから、もしかしたらコロナで心が折れてしまったのかも」

コロナの余波はとどまることを知らず、辞めるナースは続出していました。そうした影響もあってか、「自分らしくキャリアを描きたい」といった方や、コロナのコールセンターで一般企業勤めを少し経験したナースが、「一般企業に企業内看護師として働きたい」という転職するケースも多くなってきました。

一方で、心を病んで転職する方も目立ちました。というのも、コロナ対応で激務なのに加え、プライベートでも苦労が多いのです。中には心身ボロボロなのに「実家には帰ってこないでほしい」と言われるナースまで……。

そういった話を聞くたび私も鈴木さんもぎゅうっと心が締め付けられる思いでした。

何を隠そう、そうした現場に看護師を紹介しているのは私たちだったからです。

横山「そうね……。コロナ禍で、転職を考えるような方はおそらく体も心もくたくたよね。今までの相談者の方にもしっかり寄り添ってきたけれど、より気配りできるようにしましょう」

鈴木「はい。そうしたら、横山さんの予定が空いてるところに面談予定を入れますね。あ、それから横山さん、じつはB世さんなんですけど……」

横山「なあに？」

鈴木「この方、婚活も同時進行で進めたい、って言って来られた方なんですよ。なのでもしかしたら婚活の進みとの兼ね合いで転職先も変わってくるかもしれません」

婚活も転職も両方進めるなんてなかなかガッツがある。でもきっと何かそれには訳があるに違いない……。

私はありがとう、面談調整お願い、と言って鈴木さんにスケジューリングを頼み、当日を待ったのです。

＊＊＊

B世さんの面談日当日。

彼女は、予定時間の5分前、フリルのついたカットソーにタイトスカートに小さなバッグ、という格好で現れました。服装はバッチリ決まっているのにメイクは薄め、というややアンバランスな印象のB世さん。若さかしら……と思いながら私は挨拶をしました。

横山「B世さん、はじめまして。今日はありがとうございます。代表の横山です」

するとと彼女はぱっちりとした目元をほころばせながらやや緊張した声で返してくれました。

B世「B世です。どうぞよろしくお願いいたします」

婚活も進めている、ということを事前に聞いていましたが、私はまず、本題である仕事の面からお話を伺うことにしました。

横山「B世さん、早速ですがお仕事の話から聞かせてください。〝美容クリニック〟

をいくつか受けたと聞いていますが……」

そういうとB世さんは深くうなずきました。

B世「はい、そうです。今まで3つの美容クリニックを受けたのですが、いずれも落ちてしまって……」

横山「そうだったんですね。ちなみに……美容クリニックのナースになりたい、というお気持ちにお変わりはありませんか？」

このように希望クリニックで不採用だった場合、「美容クリニック以外でもよい」と言ってくれる方もいます。B世さんがどう思っているのか、改めて確認しておきたかったのです。するとB世さんははっきりとこう私に言いました。

B世「はい。横山さん、私どうしても美容クリニックのナースになりたいんです」

そのはっきりとした声からも、その強い気持ちが伝わりました。

横山「B世さん、お気持ちはわかりました。でも、ご存じのように美容クリニックの就職は難しいです。とくに面接対策をしっかりしなければまず採用されません。なのでもしかしたら転職するまでに時間がかかるかもしれませんが、それは大丈夫ですか？」

B世「はい、それは仕方ないかなと思っています」

横山「それからもうひとつ……なぜ、美容ナースにこだわるのか、差し支えなければ教えてくださいますか？」

私がそう聞くとB世さんは、

B世「……はい、話すと長くなるのですが聞いてもらえますか？」

と言って、静かに話し始めたのです。

＊＊＊

B世「私……子どもの頃からかわいいものが大好きで、おしゃれとかファッションに人一倍興味があったんです。中学に進むとメイクに興味が出て、雑誌を見ては見よう見まねでメイクを試したりしていました。美容関係が好きだったんですよね。ただ、うちの母親は、私が可愛くなりたいと努力することにいい顔をしなくて……〝そんなことより勉強しなさい〟が口癖で」

横山「そうだったんですね……」

B世「高校生になったらもっとそれが露骨になってきて。〝あなたは可愛くないんだから、結婚できないかもしれない。できても、パパみたいな甲斐性なしがせいぜいよ。それより勉強してしっかり稼いで自立できる女性になったほうがうんと幸せなんだからね〟なんて。まあ結構なことを言われたなぁと思うんですが、今思えば母親に悪気はないんです。彼女なりに精いっぱい愛情をかけてくれたと今では理解してますから」

母親との関係は難しい。それは私自身、10代から20代で嫌というほど経験してきた。

B世「まあ母も父に対していろいろ不満があったと思います。そうはいっても離婚せず、文句を言いながらも私と妹を育ててくれました。奨学金をもらう友人も多い中、看護学校の学費を出してくれましたし」

横山「お母様も必死だったのかもしれませんよね」

ええ、そうですね、とB世さんはうつむき加減に答えてくれました。

B世「だから、看護大学を卒業した後も母親の望んだ大学病院に就職しました。中には美容クリニックに勤務する友達もいたりして、うらやましいなあと思いましたが〝そんなことをさせるために学費を出したのではない〟って言われたらと思うと、そんなこととても言えなかったんです」

家庭にもよりけりだとは思うが、長女はとくに母親の期待を裏切れない、裏切りたくないとつい頑張ってしまう。B世さんもまた、きっとそうやって気を張って生きてきたのかもしれません。

横山「それで、大学病院では病棟勤務をされたんですよね。ひと通り仕事ができるようになって、いろいろ仕事を任せられることもあったでしょう？　その後、ちょうどコロナ禍になってしまった、と……」

B世「はい、そうです。もうここ1年くらいはずっとコロナの対応で正直記憶がないくらい忙しくて……でも、自分なりに頑張ろうと思っていたんです。同僚もばたばた辞める中、私だけは最後までやりきろうって」

横山「そうなんですね、はい」

B世「でも、そんなとき、妹が結婚するので、お祝いをすると聞いたんです。もともと姉妹仲が良かったこともあり、すごく嬉しかった。妹が先に結婚、ってことを周りから言われても気にならないくらい、私、お祝いを楽しみにしていたんです」

私は、その後の展開が予想できてしまって、また胸がズキッと痛みました。

B世「日取りが決まったら教えてと伝えたのに、なかなか母親も妹も連絡してこない。それでこちらから電話したら、母が言いづらそうに〝今回は参加しないでほしい〟って言うんです。私、思わず〝え？〟って聞き返しちゃいました。

それに、次のお正月も帰ってこないで、というか、コロナがおさまるまでは当分は帰ってこないでほしいの。だって、大学病院勤務ってことは、コロナの人とも接する機会があるってことでしょ。怖いわ。県外の人が来ているというだけで、近所に顔向けできないもの。さらに、医療従事者が帰ってきたなんて言ったら、絶対に仲間はずれになっちゃう。申し訳ないけどわかってね」ってそれだけ。

妹からはごめんね、お姉ちゃん、ごめんね……って泣きながら電話があって〝ああ妹もつらいんだな〟って思ったらもう何も言えなくなっちゃって。きっと母に強く言われたんだと思います。そしたらなんか……プツンと切れちゃったんですよね。もうなんかどうでもよくなっちゃったんです」

横山「それは……本当につらいですよね」

B世「あれだけ、〝看護師になれ〟、〝大学病院で勤務しろ〟と言っておいて、手のひらを返すんだ。家族のお祝いもさせてもらえないんだなと思ったら、なんだか親の言うことを聞くのが馬鹿らしくなってきちゃって。でね、横山さん、どうせ会わないならいっそ整形しちゃえ！って思って私整形したんですよ。二重まぶたと鼻を」

マスクとお化粧でよくわからなかったのですが、本人が言うからそうなのでしょう。整形はもはや驚くことではないけれど、思わぬ告白に私は少し驚きました。

横山「ずっとやりたいなぁと思ってたんですか？」

B世「はい、中学の頃からですかね（笑）。当時はアイプチで二重にして……ってやってたんですけど、やっぱり母のことがあって整形は諦めてたんです。だけど、もういいやって思って。それで、いろいろ調べて〝いつか整形するならここでやりたい〟って決めてた美容クリニックに行ったんです」

横山「どうでしたか？　実際行ってみて」

B世「カウンセラー役の看護師さんも、少しくだけた雰囲気で〝きっときれいになれますよ！〟とか〝美容が本当にお好きなんですね。いろいろ調べられていて、ご自身に合う施術をおわかりですね〟といろいろ言ってくれて……で、話してるとわかるんですよね、同じ看護師同士だって（笑）。そしたらまた急に親近感がわいて〝余裕ができたら顎下の脂肪吸引もおすすめです。輪郭が変わりますから！〟なんて言われちゃいました（笑）」

さっきの話からは打って変わってにこにこ笑顔でお話しする、B世さん。本当に美容が好きなのね……という気持ちが伝わってきます。さらに彼女はこう続けました。

B世「その看護師さんが、〝美容に興味があるなら美容ナースになるのもいいと思いますよ！　施術も割引がきくのでお得ですし〟なんて話してくれたんです。そのときは、営業トークがすごいなとしか感じなかったんですが、手術して、仕上がりを見て、きれいになった自分が本当に好きになれたんです」

横山「自分をより好きになれるってすごく大事なことですよね」

B世「友達や仲の良い同僚からは、〝きれいになったね〟と褒められたりして、とっても嬉しかったんです。だから婚活もやってみようかなって思えたし」

横山「そうなんですね」

B世「で、改めて考えてみたんです。私が今まで身を置いてきた保険診療は、病気というマイナスをゼロにする医療。どこまでいってもマイナスをなくすだけ。だけど美容医療は違いますよね。プラスを作る医療なのかなって」

その力強い言葉に、私はいつしか聞き入っていました。

B世「今まで、私は母の言う通りにしてきました。だけど、自分の人生と親の人生は別物だったんですよね。だから、自分の望みは、自分がかなえてあげなくてはいけない。そう思ったから整形して新しい人生をやってみたくなったんです」

もっと早くそれに気づけばよかったんですけどね、とB世さんは飲みかけのコーヒーに口をつけました。

B世「小さい頃から美容に興味があって、こっちの道に行きたいと思っていたのにぐずぐずして。整形するのもなんだかんだ勇気を出すのに、10年くらいかかってしまいました。今度は私が、今勇気を出せない人を応援する、そんなサポートがしたい。だからどうしても美容クリニックのナースになりたいんです」

「やれるところまでやってみたい」そんなB世さんの気持ちが痛いほど伝わってきました。

なので私は、こういいました。

横山「B世さん、美容ナースの転職が大変なのは間違いありません。だけど……頑張りましょう!」

＊＊＊

私は早速、マナー講師の白鳥さんに連絡を取り、「身だしなみとビジネスマナーを徹底的に教えて」と頼みました。事情を話すと白鳥さんは美容クリニックの採用を勝ち取るためのプランを検討し、数日後には私とB世さん、白鳥さんで第一回目の面接対策が始まりました。やや緊張した面持ちで現れたB世さんは、私と白鳥さんを見てさらに緊張したのか弱気な発言が飛び出しました。

B世「あの……この間はいろいろしゃべっちゃいましたけど……、私のレベルではやっぱり美容ナースは難しいですかね……」

すかさず私は、フォローします。

横山「そんなことは決してありません。B世さんはおきれいですし、採用してくださるクリニックはきっとあると思いますよ」

B世「そうでしょうか……」

それに、と私は付け加えました。

横山「美容業界では、もちろん美人ナースは歓迎されます。生まれながらの美人であまり美容に関心がない人より、容姿は人並みでも美容オタクと言えるタイプのほうが重宝がられる傾向にあるんですよ」

白鳥さんも援護射撃をしてくれます。

白鳥「たしかに美容クリニックは希望者がすごく増えているので、狭き門と言われています。採用は5人に1人とも、大手だと10人に1人だとも。でも実はミスマッチもまた多く起きていて、1年以内に辞める看護師が多いんですよ。当たり前ですが入職がゴールではないので、B世さんが働きやすいところを一緒にちゃんと選んで、面接対策もしましょうね」

さすが白鳥さんだ。もう採用後のことをイメージさせてくれる。

白鳥「今日のメイクも看護師さんとしては◎です。ただ、美容クリニックの看護師さんとなると少し地味ですし、古い感じがするかもしれませんね。メイクを少し変えましょう。不規則な生活もあるので仕方ないのですが、スキンケアを心がけて、あともう少しだけ痩せられたらいいですね」

といきなり切りこんでくる。B世さんもそれに深くうなずいている。白鳥さんは婚活のときも頼もしいアドバイザーでもあるので、まず間違いないはずだ。

白鳥「ではB世さん、今日は面接のときの椅子の座り方や、メモを取る所作なども練習しましょう」

B世「はい、よろしくお願いします！」

それから白鳥さんの講義が始まりました。

白鳥「面談でも、ご着席くださいと言われるまで立って待つこと。〝お座りください〟と言われたら、〝失礼いたします〟と言ってから座りましょう」

B世「はい！」

白鳥「そして座ったら〝本日はお時間をいただきまして、誠にありがとうございます〟とフルスマイルでお伝えしてから頭を下げること。話しながら、頭を下げたりする〝ながら動作〟には注意しましょう。履歴書をお渡しするときも、〝履歴書をお渡しさせていただきます〟と言ってから封筒から取り出し、両手でお渡ししましょう。〝質問がありますか？〟と聞かれたら、必ず質問しましょう。そのときホームページを読み込んできていることがわかる内容や、入職前に準備できることを聞くといいですね。やる気を見せるような質問をいくつか事前に準備しておきましょう」

怒涛の白鳥流講義。熱気がむんむん伝わります。けれどこうやって改めて見ていると、ナースの仕事はこのあたりのビジネスマナーはほとんど必要とされません。面談も形式的なものなので、敬語表現もそこまで重要視されません。白鳥さんの講義は続きます。

白鳥「それから、〝土日勤務が可能か〟〝結婚の予定はあるか〟〝自身も美容医療は受けているかどうか〟〝SNSについての自身のスタンス〟など、事前に準備をしていないと答えづらい質問は、どんな風に答えるか、一緒に考えておきましょうか」

白鳥さんのきめ細かな指導を横で聞きながら私からはこんなアドバイスをしました。

横山「B世さん、その回答を答える中で、〝自分自身が働きたいと思えるクリニックが、どんなクリニックなのか〟も考えてみてください」

B世「自分が働きたいクリニック、そうですね……」

横山「たぶん、美容クリニックのホームページはたくさん見ていると思いますが、手術を受けたいところと、働きたいところって必ずしもイコールじゃないですよね？」

B世「あ、それはそうですね。私が手術を受けるのであれば、職人肌の年配の医師が一人でやっているところが良いなと思ってましたし、自分が受けたい手術の症例数が多い医師を探していました」

横山「うんうん」

B世「だけど働くとなると、そうじゃなくて複数の医師がいたほうが、幅広い症例に対応できそうですし、考え方も柔軟で刺激になりそうですよね。それに若手の医師が多く勢いがあるところは、全体的にスタッフさんたちも活気があるのかな」

横山「それに、ある程度の規模感があるほうが、施術のスタッフ割引などの制度があったりして？」

B世「あ、大事なところですね、そこ（笑）」

こんな会話を繰り返しながら、B世さんは数回にわたり面談準備を続けました。そして着実に力を付けていったのです。

＊＊＊

鈴木「横山さん、B世さん、もう1社も内定決まったそうです！」

コーヒーを淹れていた私に、鈴木さんはやや興奮気味にかけよって来てくれました。

横山「え――すごいじゃない！　これで2社目よね？」

鈴木「はい、本当にすごいですよね。本当に嬉しくて……。早速私白鳥さんにもこのこと伝えてきますね！」

といって鈴木さんは去っていきました。

横山「Ｂ世さん、本当に頑張ったわね……」

３社で面接を受けて、２社から内定をもらったＢ世さんは、迷った結果、開院して３年ほどにもかかわらず４院展開をしている新興クリニックに入職を決めたのでした。美容オタクと言えるほど美容が好きで、ＳＮＳ発信にも挑戦したいと熱意を伝えたところが、高く評価されたのでしょう。すっかりきれいになったＢ世さんの快進撃（？）は続き、婚活も大成功！　素敵な彼氏ができたと私たちに報告してくれました。やはりそうしたポジティブな気持ちがご自身の環境を変えるのでしょうか、ＳＮＳのとある投稿がバズり、そこから一気にＢ世は「インフルエンサーナース」として、活躍の場所を広げていったのです。

そうした活躍がきっと親御様も嬉しかったのでしょう。後日、Ｂ世さんにインフルエンサーとしての活躍を拝見しました！とメッセージを送ると「何より母親が喜んじゃって……」と照れくさそうな、でも本当に嬉しそうなメールをいただきました。ご自身の行動ひとつで幸せを手に入れた、Ｂ世さん。コロナという大きな社会の変化を自分なりにとらえ、そして進みたいほうへと歩んでいった彼女は、「時代を象徴するナース」の一人といってもよいのかもしれません。

COLUMN 5

美容ナースの現状

2020年　美容外科:　1,404施設

■美容外科クリニックの数は美容外科医の数よりも多い

厚生労働省の「令和2（2020）年医療施設（静態・動態）調査（確定数）・病院報告の概況」によると、全国に美容外科を標榜する診療所は1,404施設あり、美容外科医師数942人の約1.5倍となっている。
これらは美容外科の届け出自体が、厳密に実施されていないと考えられていること、また、美容外科クリニックは「美容外科医」だけが開業しているわけではないことが関係している。皮膚科医や形成外科医、婦人科医などさまざまな医師が、美容皮膚科、美容外科として開業しているため、美容外科医の人数よりも多くの美容外科クリニックが乱立する結果となっている。

〈参考〉厚生労働省
令和2（2020）年医療施設（静態・動態）調査（確定数）・病院報告の概況
https://www.mhlw.go.jp/toukei/saikin/hw/iryosd/20/dl/02sisetu02.pdf
令和2（2020）年医師・歯科医師・薬剤師統計の概況
https://www.mhlw.go.jp/toukei/saikin/hw/ishi/20/dl/R02_kekka-1.pdf

国内の美容医療市場は新型コロナウイルス感染拡大の影響で2020年は前年割れとなったが、2021年以降患者の受診控えが改善され、2022年は行動制限も緩和されたことで市場はさらに回復した。2022年の美容医療市場規模（医療施設収入高ベース）は前年比102.3%の4,080億円となり、コロナ禍前の2019年の水準に回復する結果となった。

■美容医療市場規模推移　注:医療施設収入高ベース

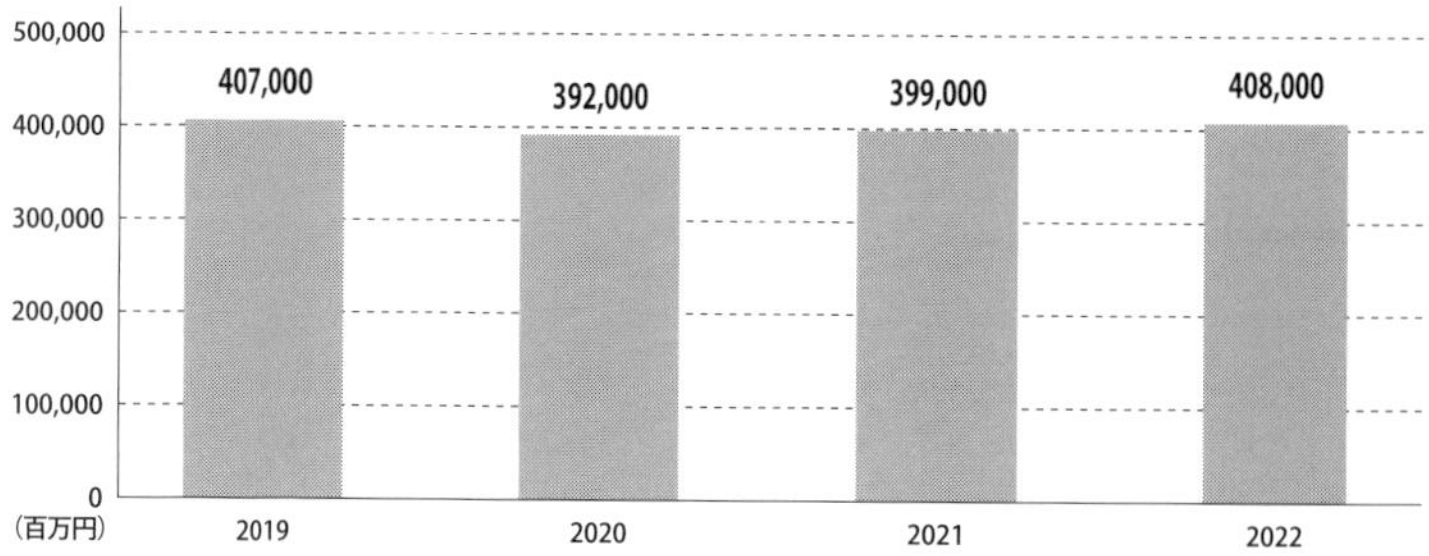

〈出典〉株式会社矢野経済研究所「美容医療市場に関する調査（2023年）」（2023年6月23日発表）

■横山から一言

今後も、AGA、脱毛などの分野特化型から、美容皮膚科、美容外科、美容内科、再生医療分野まで、自由診療の分野やニーズの広がりと高い成長率は続くものと考えられる。

■美容ナースの平均年収は500万～600万円

美容クリニックで働く看護師の平均年収は、500万～600万円。

これは、月収にすると約30万～40万円となり、病棟看護師と同じくらいの年収である。一般的に、病棟看護師には夜勤など、心身ともに負担が大きい仕事があるため、給与は高い傾向にある。一方で美容クリニックの場合は、夜勤がなく、健康な方をより健康に美しくする業務だが、病棟看護師と同等の収入を得ることが可能となる。

また、クリニックによっては、売り上げ連動のインセンティブが付くことも多く、カウンセリングが上手な看護師さんの中には年収1000万円を超える方もいる。総じて給与平均は高いといえる。

■アートメイク看護師は給与相場が高い

アートメイクを実施するためには、看護師免許が必須。免許の確認が厳密になったこと、アートメイクを希望する患者さんが増えたことから、高い技術を持つ看護師は引く手あまたである。技術者は月収36万円前後+指名料やインセンティブからスタートのケースが多く、人気の施術者は年収1000万円を超える。総じてアートメイク看護師もまた、平均給与が高い。

■どうして医療行為になるの？

2005年にアートメイクは医療行為であると認定され、医師または医師の指示のもと、看護師が施術を行うことが義務付けられた。サロンやエステでの施術が主流だったが、人気の高まりに連れ、不衛生な環境や知識経験不足の施術者によるトラブルが多く発生するようになったためと考えられる。

■勤務する美容クリニックの選び方

保険診療とは異なり、患者さんをお客様として対応し、営業を行わなければいけないケースもあるなど、通常の看護業務とはチェックするポイントも異なる。美容求人を扱う人材紹介会社やSNSなどで、しっかりと情報収集を行うことが大切だ。

第6章

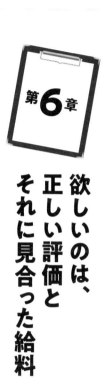

欲しいのは、
正しい評価と
それに見合った給料

献身ナース・C子の転職ストーリー

C子 32歳

病院→一般企業

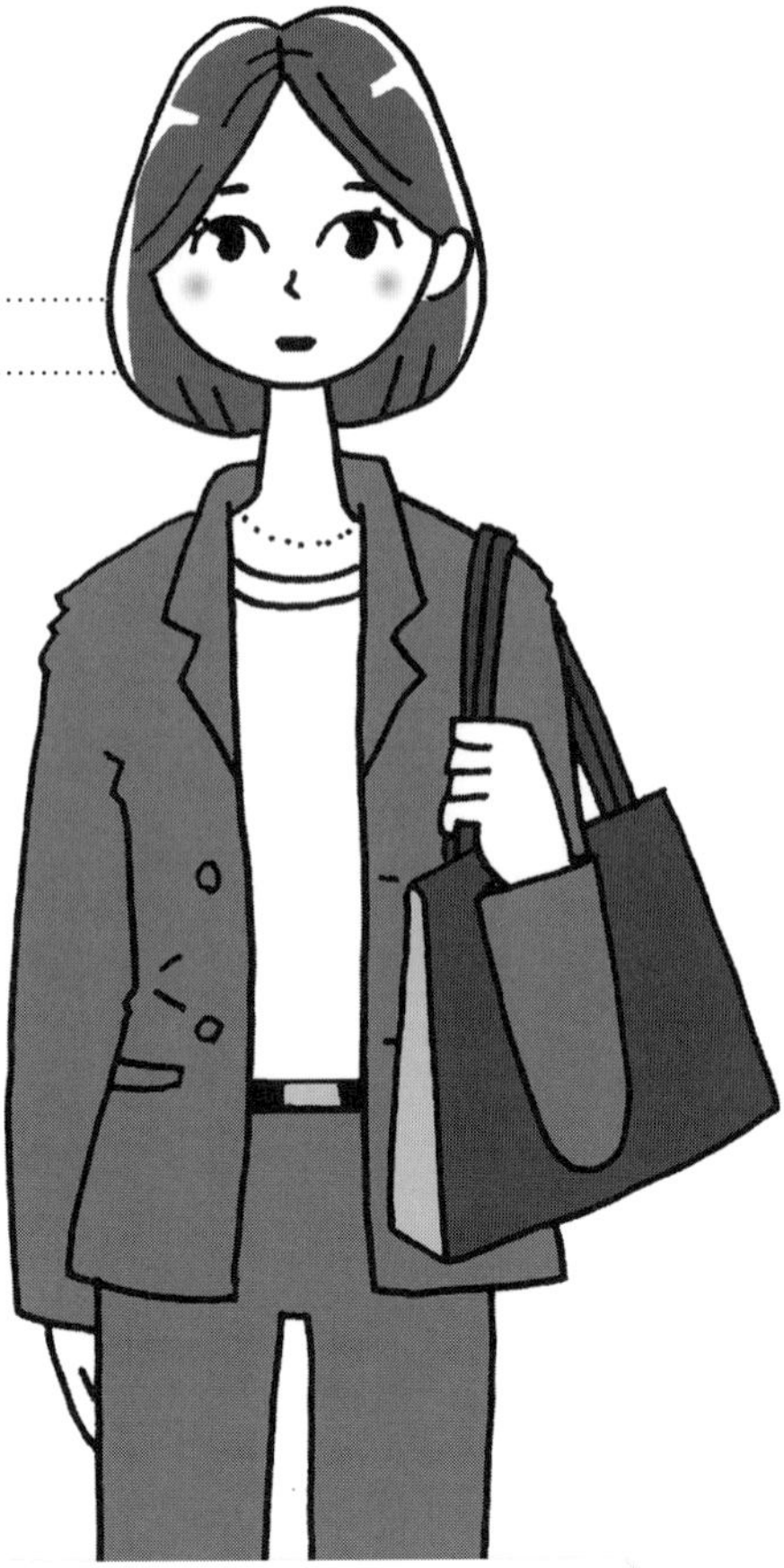

〈転職のきっかけ〉

上司に努力を評価されていないと感じたため

〈決め手〉

評価制度と報酬がしっかりリンクしていること

〈横山から一言〉

企業に勤める人の心身の健康を守る企業看護師。9〜17時、週休2日制で、有給休暇取得がしやすいなど働きやすい印象も。

これからご紹介する方もまた、コロナによって自分の生き方を見つめ直し、新たなステージへ自ら飛び込んで行った方で、私が尊敬する人でもあります。そんなC子さんのストーリーは、ご本人から語っていただきたいと思います。

＊＊＊

自分で言うのもなんだけれど、私は看護師の中ではとくに仕事熱心なほうだったと思います。「C子さんって仕事が早いですよね」と言われることもよくありましたし、患者さんからのウケもそう悪くなかったと思います。

患者さんごとにしっかりと看護計画を立てたい。自分が立てた看護計画については、完璧に実行したい。

そんな気持ちを私はナースになってから5年たっても、10年たってもずっと持ち続け、自分の立てた看護計画を実践するためには早出や残業も進んでやりました。むしろ「ここまでできるのは、自分だから」と信じて疑いませんでした。それなのに、周りは評価をしてくれなかったのです。そのせいで何回も転職。だけど、職場が見つからずに苦労することもありませんでした。だからでしょうか。自分の看護に対するこだわりが知らず知らずのうちに強くなっていったのかもしれません。

とある看護部長からは、「気持ちは素晴らしいよ。やりたいこともわかる。だけど、同僚がみんなC子さんと同じようにできるわけではないし、患者さんも一度特別扱いをすると期待値が高くなっちゃうの。ずっと特別扱いの期間が長引くほど、看護する側は疲れちゃうし、患者さんはあたりまえになっていっちゃうの。だからほどほどにしてね」と諭されてしまうこともありました。

「こんなに頑張っているのに評価されないなんて」という気持ちからとうとう5社目を退職。そのときは気づきませんでしたが、自分自身、このことが結構ショックだったようで私はすぐに常勤で働く気にはならず、しばらくふらふらとしていました。

独身で親も遠方に住んでいたので自分の状況を知らせることもなく過ごす毎日。読書をしたり映画を見たりして過ごしました。「そろそろ働こうかな」なんて構えていたころ、そんなのんきな生活が一変しました。

そう、コロナが流行したのです。

それでも私は、常勤で働くつもりにはなれませんでした。どうしようかなと思っているうち、「看護師が働けるコールセンター業務がある」ことを知りました。コロナのコールセンター業務は、保健所から委託を受けて、コロナに感染して自宅で療養されている患者さんの体調管理を電話で行うもの。「コールセンター」というところで働いたことがなかった私でしたが、勤務可能日を伝えればシフトを組んでくれることや、1日ごとの業務委託契約で単発バイトのように気軽に働けるところがいいと思い、試しに働くことにしたのです。

簡単な面接のあと、主要駅からほど近い雑居ビルにあるコールセンターで私の初コールセンター業務が始まりました。ビルの中に入ると、数個の机と椅子が島になっており、それが見渡す限り続いています。多いときには数十人のスタッフが、24時間体制で常駐。飛沫防止も兼ねた薄い仕切りで区切られた狭いスペースで、ひたすら電話で話し続けるという仕事だと先輩から教えてもらいました。急ごしらえの職場はあわただしくも、何とも言えない活気があり、文化祭のような熱気を帯びていました。

コールセンターには、一般の方と看護師や医師などの医療従事者がおり、毎日の体調や体温を確認する電話をかけるアウトバウンド業務と、不安を抱えてお電話をいただいた方に対応するインバウンド業務があります。


インバウンド業務は一般の方が担当するのが主流で、医療従事者は、一般の方が答えられないような質問に答えるものでした。最初のうちは架電するアウトバウンドが多かったのですが、最初の混乱期を抜けると、インバウンドがメインになりました。どちらもマニュアルがしっかりあるので、それほど難しくないと思って応募したものの、医療業務とは違う環境に苦労しました。とくに苦労したのが敬語と、電話をしながらのパソコン入力です。

病院では、年配の方に対しても、子どもに話すように優しく話すのがよいとされていたため、ついそのときの癖が電話口でも出てしまい、注意されることがたびたびありました。

「気を付けてー」「だめだよ」というのは「お気を付けください」「ご遠慮ください」という言い方に。さらには、敬語の使い方がわからず、電話を取り次ぐ際に「○○様にお電話です」などと敬称をつけてしまい、「社内の人間に敬意を払ってどうするの」と怒られたこともありました。冷や汗をかくことも多かったのですが、1日1日仕事をしながら言葉遣いやビジネスマナーも徐々に覚えていきました。でもそんなとき、私は大きな叱責を受けることになったのです。

それは、勤務を開始してちょうど30日目のときでした。いつものように体調が悪い方へ、お名前と本人確認後に、熱、体調などを聞き取っていったのです。

そのとき、電話口の方が「発熱する前に飼い猫に引っかかれた」とおっしゃったので私は、猫の種類やサイズ・性格、引っかかれたシチュエーションなどを詳細にヒアリング。それらをパソコンに入力しました。しかしその直後、上司から呼び出しを受けたのです。なぜだろうと上司の元へいくといきなりお叱りが飛んできました。

「あのねえ、猫に引っかかれたこととコロナ陽性は関係ないわよね。コールセンターは診療じゃないの。あくまで相談窓口なんだから、勝手に診断とかされても困るの。

傷については、電話ではどうもできないわよね。発熱をしていてもケガの受診ができるところを提案するなら理解できるけど、猫の性格を聞いてどうするつもりなの？」

さらに上司は「1時間あたり、少なくとも4人は対応をしてください。そうじゃないと、ほかの人が、あなたが対応すべき分の電話も対応しなければならないの。わかる？　ほかにしわ寄せがいくのよ‼」と言いはなったのです。

はあ。いったい何を言ってるんだろう、この人は。一人当たりの対応時間も設定されていたが、それは目安のはず。目の前の患者さんが満足することが一番大事でしょう？　マニュアルになくても、より細かく丁寧に聞くのはいいことに決まっているじゃないの。そう思い私は病院時代と同じように毅然とこう言い返しました。

「医療従事者として、相談者に聞くべきことは聞きます。それが私たちの役割です。一般人のあなたには何もわかっていないし、私たち医療従事者の役割に口を出す権利はないですよね」と。

そして私は、最後にとっておきの切り札を添えました。

「そんなに文句があるなら辞めますけど」。病院時代もそれを言えばみんな黙ってくれたのです。それは、人手不足にあえぐ病院では絶対の切り札。みんなも乱用をしていましたが、いつだって効果はありました。

ふん、今回もこれで決着するでしょ。そう思っていた私に返ってきたのは予想もしない言葉でした。

「では、辞めてください。このままお帰りいただいて構いません。明日以降のシフトは全部キャンセルです。今日の分の時給は満額お支払いをしますが、それ以外の補填はありません」と突き放され、あっさりと終了を言い渡されてしまったのです。

「辞める、辞める」と騒ぐ看護師さんに対して疲れ果てて、最終的には「じゃあ辞めれば」となることはあっても、まさかこんなことで「辞めていい」と言われるとは思わなかった私は、呆然としてしまいました。

まさか「いいや、やっぱり辞めたくありません」とはとても言えません。時給3000円×8時間。1日2万4000円の仕事が急になくなるのは正直痛かったけれど、そう言われてはもう仕方がない。目の前の上司は目も合わせてくれません。こうして私はこのコールセンターを辞めることになったのです。

とはいえ、仕事はいくらでもありましたし、なにより私には伝家の宝刀「看護師免許」がある。ほかのコールセンターの仕事はすぐに見つかり、2日後から入れることになりました。


コールセンター事業は、県ごと、区や市ごとに、民間に業務委託されていて、東京では東京以外のエリアのコールセンターも集中していました。と同時に民間の業務委託先も変更されることがあり、その下請け業者もコロコロ変わっていました。しかもどの業者も、日々変わるコロナ対応の方針変更や患者増に追われて、疲弊を極めていたため、情報連携なども行われていなかったようです。つまり、業者が変われば、私がクビになった情報がバレることはないはずです。

私は「稼げるときに稼ごう」と気持ちを切り替え、さらに同じ轍《てつ》を踏まないよう、1か所ではなく複数の場所で勤務するようにしたのです。すると、それぞれのコールセンターの強みや弱みが見え、どう立ち回ればいいのか次第にわかるようになってきました。

横山さんと出会ったのは、そんな頃でした。

人材紹介会社から勤務急募のメールが送られてきて、急きょ決まったコールセンターの責任者が彼女だったのです。

初めて勤務するコールセンターで皆に挨拶をされて「丁寧な人だな」と思ったのが第一印象でした。見ていると横山さんはあちこちで呼ばれ、忙しそうに立ち回っていました。

「もっと効率よく動けそうなのにな……」。そう思った私は、すき間時間をねらって横山さんに「コールセンターのバイトだけしているので、いつでも気軽に声をかけてください」と伝えたのです。言ったあと「ちょっとおせっかいだったかな」と思っていると横山さんは「ほかの現場も入っているの？　私もここに応援で入っているから、わからないことが多くて。いろいろ教えてくださいね」と言ってくれたのです。

そこで、ほかのコールセンターで導入されていて、円滑な運営のためにプラスになりそうな工夫点を改めて伝えました。すると、横山さんは目をキラキラさせながら、熱心にメモを取ってくれ、その後、改めてお礼と提案の一部が取り入れられたというメールが届きました。

お礼のメールを見て、私は「やってきたことは無駄じゃなかったんだ……」と感じたのです。

私は嬉しくなりマニュアルの改善点や提案を伝え続けました。「認められた」という実感が私を突き動かしていたのです。私はその後も気づくたびに横山さんにメールを送りました。

その積極性がよかったのかもしれません。私はチームリーダーに抜擢《ばってき》され、スタッフの指導なども担当させてもらえるようになりました。「リーダーなんか務まるのかな」と心配でしたが、それよりも新しいことを覚えられる、という刺激が私をさらに仕事へ没頭させました。

リーダーになってみると、コールセンター全体の架電本数や対応スタッフの人数が予めわかるようになります。さらに物品などは、地方でひっ迫が始まると、遅れて都内でもひっ迫するようになるため、地方の物品ひっ迫情報を集めて事前に備えることで、物品の不足を防ぐなど自分なりに考えながら、仕事をしていったのです。

気づくと私はマネージャー業務を任せられるようになり、時給も上がりました。しかし、ここで私はまた壁にぶつかりました。なんせ横文字のビジネス用語がわからないのです！　しかも大きな会議になればなるほど、ビジネス用語の割合が増えます。

「アジェンダを用意して」と言われ、ちんぷんかんぷんな私。思わず意味を聞くと「議題のことだよ」と教えてもらいました。

最初は「日本語で話せばいいのに……」と思っていたものの、それにも徐々に慣れていきました。しかも頭の中でも「ASAPでナレッジを貯めるためにはどうしたらいいのか」と自然と用語を使えるようになっていたのです。

「なるほど、ビジネス用語はよくある質問に、誰もが的確に答えるために、できる限り早く情報をまとめるのに役立つんだな」と思った私は、今まで手にとらなかったビジネス書を読み込むようになりました。さらに業務を効率化するため、エクセルの関数の勉強も始めました。

きっと、3年前の私が今の私を見たらびっくりするでしょう。

「ええ!? 看護師やってないの!?」って。でも、看護業務よりも「ビジネスの面白さ」にハマっていったのは間違いありません。

勉強したら、ポジションも上がるし、時給も上がる。評価もされるし、仕事も面白くなる。そのサイクルが私にとってはとても心地よかったのです。

そんな日々が半年ほど続いた頃でしょうか。チームのメンバーからも「C子さんって本当に仕事ができますよね」と言われることが多くなっていました。そうして気づいたのです。

私が仕事に求めていたのは、「評価されること」だったのだと。そして、それが昇進や昇給に結び付く制度があることで、私は「正当な評価を受けている」と感じたのです。

それに比べて看護師の評価制度は未だ複雑なところがあります。

例えば夜勤のシフトに入れるかどうかが勤務評価にも影響を受けます。それに仕事ができるからといって、20代で看護部長になれるわけでもない。年功序列の部分も根強い。
じゃあ患者さんから個別の看護師ごとの顧客満足度調査があるかというとそんなことはありません。つまり「評価制度があいまい」で、人の気持ちひとつで評価が決まってしまうのです。

看護業務を離れて1年、私はいつしか「企業で働いて、ちゃんと評価されたい」と考えるようになりました。ましてや360度評価では、同僚からも上司・部下からもどう見られているかフィードバックがもらえるというじゃありませんか！

自分がどんな人か、どんな風に見えているのか知りたい。
ちゃんと評価してもらえるなら、日常で上司にかみつく必要もない。
指示に従って成長したい。

その気持ちがあふれてしまい、私は横山さんにその旨をメールで伝えました。すると、翌週には転職コンサルタントの方とともに、わざわざ面談の時間を作ってくれたのです。

面談当日、私はずっと考えてきた思いを口に出しました。

C子「横山さん、私、企業で働く看護師になりたいです」

私がそう言うと横山さんは、すでにわかっていた、と言わんばかりに答えました。

横山「C子さん、私もそれがいいなと思っていました。正直、コロナのコールセンター業務で本当に活躍してくれたので、C子さんに抜けられてしまうのは厳しいですが……でも、私も転職コンサルタントも、C子さんの新しい門出を応援したい気持ちでいっぱいです」

ああ、あのとき横山さんに声をかけてよかった。私はこれまでのことを思い出しながら、横山さんに「どうぞよろしくお願いします」と頭を下げました。

そしてその日から、企業向けの面談対策が始まったのです。

狙うならできるだけ大企業がいい。狭き門であることはわかっているけれど、チャレンジしたい。転職コンサルタントの鈴木さんは私のそんな気持ちをくみ取ってくれ、大企業向けの面談練習が始まりました。

＊＊＊

鈴木「まずは、看護師の道に進まれた理由から教えてください」

C子「両親から、手に職をつけることで、女性も自立できるとすすめられたためです。おかげで、さまざまな自由を得ることができて、感謝しております」

鈴木「なるほど。率直に申し上げますと、転職歴が多く、1年未満での転職もありますが、理由を教えていただけますか？」

C子「若かったこともあり、理想を追い求めすぎていたと反省をしております。評価されていないと感じると、もっと自分に合っているところがあるのではないかと考えておりました」

鈴木「どういうときに、評価されていないと感じますか」

C子「自分の看護方針を否定されたと感じたときでした」

鈴木「直近は、コールセンターの勤務ですね。理由を教えてください」

C子「コールセンターの前は病院勤務だったのですが、病院の方針転換が激しく、心身ともについていけずに退職をすることになりました。そのときには、無理のない働き方をと思って、コールセンター勤務を選びました」

鈴木「なぜ弊社を選んだのですか？」

C子「大企業でいらっしゃるので学びになることも多そうですし、実は家から近いんです！（どやっ）」

社会人らしい話し方もマスターしたし、かなりいけるんじゃないの！　と自信をもって笑顔で締めくくったつもりでしたが、鈴木さんは優しく微笑みながら「お気持ちはわかりますし、率直にお答えくださっているのは素敵ですが、もう少し面接練習が必要そうです」とぴしゃり。

C子「え～そうですか……難しいんですね」

そういう私に鈴木さんは、

鈴木「面談で大事なのは

・身だしなみ（社風や役職にあった服装、メイク、髪型）
・長すぎず、短すぎない会話量と話すスピード（必要なことを端的に）
・全体として矛盾しないキャラクターと志望動機

なんですよ。それらをまずおさえたうえで振り返ってみましょう」

C子「は、はい！」

鈴木「まず家から近いのはそれほどアピールポイントにはなりません！　近ければ何でもいいみたいじゃないですか」

C子「病院では急に呼び出せそうでよいと評価されましたよ。面談では、いつでも声をかけてくださいって言っていました。」

と言い返すと

鈴木「それは病院のときですよね。企業では違います。自分がどう考えているかを伝えるのではなく、相手がどう受け取るかを考えて、心証を良くするように話をしないといけません」

そ、そうなんだ……。

鈴木さんからは、「面接では、一問一答にならないように、自分に関心を持ってもらえるように、相手の企業に関心を持っていることや熱意が伝わるように話を広げていくのが大事だということ、さらに30歳近くなって、『両親が●●だから』と親の影響を感じさせた志望理由もアウト」ということを教えてもらいました。知らないことが多すぎる！　と私のメモ帳は真っ黒に。だけどこれもまた、ビジネスウーマンになる一歩ととらえ地道に面談練習を重ねました。

そして5回目の面談練習の日がやってきました。

鈴木「まずは、看護師の道に進まれた理由から教えてください」

C子「学生時代もサッカー部でマネージャーをするなど、人の応援をすることに関心がありました。生涯にわたり仕事をしたいとも考えておりましたので、資格職であり、みなさまのお役に立てる看護師を目指すことにしました」

鈴木「どのような看護師を目指されていますか？」

C子「病気やケガなどでお困りごとを抱えられている方のお役に立ちたいと考え、真摯にケアをしてまいりました。今後は、可能であれば重症化する前に未然に防げるような役割を担いたいと考えております。同僚にはハードワークで心身ともに消耗している者も多く、とくに同世代のケアができればと考えるようになりました」

鈴木「なるほど。率直に申し上げますと、転職歴が多く、1年未満での転職もありますが、理由を教えていただけますか？」

C子「若かったこともあり、理想や結果を性急に求めすぎていたと反省をしております。今は、大きな課題を解決するためには焦らずに粘り強く努力することが必要であるとわきまえております」

鈴木「直近、コールセンター勤務ですね。理由を教えてください」

C子「コールセンターの前は病院勤務をしていましたが、心身ともに消耗してしまいました。その後はコロナが起こり、まずは、急務となっている社会課題を解決したいと考えて、保健所からの委託を受けた陽性者対応コールセンター業務などを行っておりました」

鈴木「なぜ弊社を選んだのですか？」

C子「第一に、お客様も社員も健康にするというモットーに共感しております。御社の女性社員の割合が73％、20代の社員さんも多いため女性社員を支援したいという希望とも合っております。通勤も無理がない範囲ですので、長く続けさせていただきた

いと考えております」

するとで鈴木さんは、満面の笑みを浮かべ

鈴木「C子さ〜ん！！！！！　素晴らしいですね、これならどこの企業に行っても大丈夫ですよ！」

と大きな声で褒めてくれました。「これなら大丈夫」と太鼓判も押してもらいました。気を良くした私は、苦手だったタイピングも練習を重ね、PCスキルの資格も取得しました。

できることはすべてやった、と言えるくらい入念な準備をしてのぞんだ転職。横山さんからも「年齢の割に転職歴が多いのが懸念でしたが、これだけのことをしてくれれば、むしろそれはプラスに働くと思います」と言ってもらえたことが私の何よりの「お守り」になりました。

＊＊＊

私はあわせて3社の面談にのぞみました。もっと緊張するかな、と思いましたがそんなことはありませんでした。

面接でも、ネガティブなことは言わずに、過去の退職や方向転換についてもすべてポジティブな表現で伝えることができました。それぞれの企業ごとにホームページもしっかり読み込み、会社のカラーを理解したうえで、自分自身のキャラクターとの親和性のアピールに務めました。そうして最終的には、横山さんの知り合いである安藤先生の会社で人材紹介のコンサルタントとしてスタートを切ることができたのです。


内定をもらった翌日、私は『ナースのとも』を訪れました。どうしてもどうしても、直接お礼を言いたかったのです。

すでに人材紹介のコンサルタントとして働く旨を伝えていましたが、改めて横山さんと鈴木さんから「C子さん、本当におめでとう！」と言ってもらい私は思わず感極まってしまいました。

絶対にこれだけは言わなきゃ。私は2人の顔を見てこう伝えました。

C子「私自身、横山さんや鈴木さんのおかげで、キャリアの再スタートを切ることができました。今度は私が、キャリアに悩む方たちをサポートできたらと思っています」

本当に本当に、ありがとうございました。

そうやって深々と頭を下げると鈴木さんと横山さんは「C子さ――――ん、よかったですねええ！」と私をぎゅーっとハグしてくれたのです。コロナ禍で人と触れ合ったり、近づいたりするのに躊躇《ちゅうちょ》してしまう「ソーシャルディスタンス」もなんのその、そうやって寄り添ってくれる鈴木さんと横山さんにどれだけ助けられたことでしょう。私と鈴木さんと横山さんはしばらくハグをして、喜びを分かち合っていました。

＊＊＊

それから3か月。

実際に勤務が始まり、またたく間に時間は過ぎていきました。

「会社で働く」ということはもちろん、名刺をもらうことも、私にとっては初めての経験。さらに「オフィスカジュアル」というのも最初のうちはとまどいました。ナース服がないということが面倒だなと思う反面、「自分の個性を出せる喜び」を感じています。

看護師から一般企業の会社員へキャチアチェンジする方はまだまだ少ないかもしれません。しかし、「企業でしか体験できない」喜び、やりがい、面白さはあります。横山さんや鈴木さんのようなビジネスウーマンを目指して、私のチャレンジは続いていきます。

エピローグ

私は、C子さんから「仕事が楽しい」という電話をもらったあと「よかった――」とつぶやきました。C子さんもまた、企業で働く看護師として、新たなチャレンジをしていくことでしょう。「横山さんみたいになれるよう、頑張ります」とまっすぐに言ってくれた言葉が今も耳に残っていました。

人材紹介業を始めてから、早4年。まさか、紹介業を立ち上げた当初は、コロナ禍が起こって社会がこんなに変容することも、それによって自分が株式譲渡をすることも、上場企業の傘下に入ることも予想していませんでした。だけどピンチのたびに私を支えてくれたのは周りの人たちでした。だからこそ、今こうやってナースの転職を応援できているのです。

今後、「自分の理想通りに仕事をしたい」「誰かと比べるのではなく自分が納得する結婚生活を送りたい」と思うナースは一層増えていくでしょう。それをサポートしていくのが私たちの使命だと改めて感じています。

それはきっと、自分の手から会社を手放したことで「本当に大事にしたいもの」に私自身気づけたからです。

おかげさまで紆余曲折はあるものの、コロナ禍を経て、事業も安定。気づけば、スタッフも50人を突破し、今や2つの事業所で業務を展開するまでになりました。本当にありがたいことです。でも、私の胸にはひとつの強い思いがあります。

「会社を大きくするのではなく、幸せになる人を増やしたい」

今後もその目標に向かって走り続けなくちゃ。私は見続けていたパソコンを閉じ、スタッフの元へと急ぎました。

あとがき

最後までお読みいただきましてありがとうございました。

今回、横山は婚活だけではなく、お仕事探しのサポートにもチャレンジいたしました。理想の人生を目指すために、自分の人生で必要なものは何か、そして自分の望む幸せの形は何かを考え抜くのはとても重要なことです。

幸せになるためのテーマである「婚活」と「就活」という対となる2冊の本を出せたことはとても意味があると感じております。

なお弊社は結婚相談事業部で、医療従事者の婚活や医療従事者と結婚を希望するみなさまの婚活を応援しているほか、医療従事者の知見を活かした商品開発、プロモーション事業、医療機関の開業継承支援、医師の人材紹介などを行っています。そのほか、ナースの方々の資産形成・運用の相談も承っております。また、看護師の人材紹介については、弊社のグループ会社の株式会社ＭＲＴが全国対応を行っています。「ナースのみなさまの人生をまるっと（MARUTTO）応援する」がモットーです。ぜひこちらもお気軽にご相談いただければと思います。

余談になりますが、私自身もMRTに自社株式の一部を譲渡してグループ入りをしたという経験をいたしました。作中の横山と同じように葛藤もありましたが、「決断してよかった」と感じております。

改めて、自分自身の経験も投影した小説を上梓できたこと、それが少しでも誰かの人生のお役に立つことがあれば、この上ない喜びです。

末筆とはなりますが、ご協力をいただきました、イマジカインフォスの前田代表、天才工場の吉田代表、ライターの掛端様、看護師のみなさま、お力添えいただいたみなさま、そしてお読みいただきましたみなさまに、心から御礼を申し上げます。

２０２４年2月吉日

柳川圭子

ブックデザイン　福田真一（DEN GRAPHICS）
カバーイラスト　染井
中面イラスト　ひろいまきこ

企画協力　ナースのとも 良縁 https://www.nurse-bestpartner.jp
校正　株式会社東京出版サービスセンター
編集担当　垣内裕二（イマジカインフォス）
編集協力　掛端 玲

ナースが就活《しゅうかつ》!?
これが令和版《れいわばん》 勝《か》ち組《ぐみ》ナースのハッピーライフ

2024年3月10日　第1刷発行

著　者　柳川圭子《やながわけいこ》
発行者　廣島順二
発行所　株式会社イマジカインフォス
〒101-0052 東京都千代田区神田小川町3-3
電話 03-3294-3136（編集）
発売元　株式会社主婦の友社
〒141-0021 東京都品川区上大崎3-1-1 目黒セントラルスクエア
電話 049-259-1236（販売）
印刷所　大日本印刷株式会社

ISBN978-4-07-459537-2

■本書の内容に関するお問い合わせは、イマジカインフォス企画制作本部（電話 03-3294-3136）まで。
■乱丁本、落丁本はおとりかえいたします。主婦の友社（電話 049-259-1236）にご連絡ください。
■イマジカインフォスが発行する書籍・ムックのご注文は、お近くの書店か主婦の友社コールセンター（電話 0120-916-892）まで。
※お問い合わせ受付時間　月～金（祝日を除く）　10:00～16:00

イマジカインフォスホームページ　https://www.infos.inc/
主婦の友社ホームページ　https://shufunotomo.co.jp/